Alke Schlottag

Homöopathie bei Migräne und Spannungskopfschmerzen

Alke Schlottag

Homöopathie bei Migräne und Spannungskopfschmerzen

Unterschiede in Effekten und
Studiendesignaspekten homöopathischer Studien -
Eine Reanalyse von Patientenlevel-Daten

Südwestdeutscher Verlag für Hochschulschriften

Impressum / Imprint

Bibliografische Information der Deutschen Nationalbibliothek: Die Deutsche Nationalbibliothek verzeichnet diese Publikation in der Deutschen Nationalbibliografie; detaillierte bibliografische Daten sind im Internet über http://dnb.d-nb.de abrufbar.
Alle in diesem Buch genannten Marken und Produktnamen unterliegen warenzeichen-, marken- oder patentrechtlichem Schutz bzw. sind Warenzeichen oder eingetragene Warenzeichen der jeweiligen Inhaber. Die Wiedergabe von Marken, Produktnamen, Gebrauchsnamen, Handelsnamen, Warenbezeichnungen u.s.w. in diesem Werk berechtigt auch ohne besondere Kennzeichnung nicht zu der Annahme, dass solche Namen im Sinne der Warenzeichen- und Markenschutzgesetzgebung als frei zu betrachten wären und daher von jedermann benutzt werden dürften.

Bibliographic information published by the Deutsche Nationalbibliothek: The Deutsche Nationalbibliothek lists this publication in the Deutsche Nationalbibliografie; detailed bibliographic data are available in the Internet at http://dnb.d-nb.de.
Any brand names and product names mentioned in this book are subject to trademark, brand or patent protection and are trademarks or registered trademarks of their respective holders. The use of brand names, product names, common names, trade names, product descriptions etc. even without a particular marking in this works is in no way to be construed to mean that such names may be regarded as unrestricted in respect of trademark and brand protection legislation and could thus be used by anyone.

Coverbild / Cover image: www.ingimage.com

Verlag / Publisher:
Südwestdeutscher Verlag für Hochschulschriften
ist ein Imprint der / is a trademark of
AV Akademikerverlag GmbH & Co. KG
Heinrich-Böcking-Str. 6-8, 66121 Saarbrücken, Deutschland / Germany
Email: info@svh-verlag.de

Herstellung: siehe letzte Seite /
Printed at: see last page
ISBN: 978-3-8381-3566-3

Zugl. / Approved by: Berlin, Charité, Disseration, 2013

Copyright © 2013 AV Akademikerverlag GmbH & Co. KG
Alle Rechte vorbehalten. / All rights reserved. Saarbrücken 2013

Inhaltsverzeichnis

Inhaltsverzeichnis			1
1		Einleitung	3
1.1		Kopfschmerzen	7
1.1.1		Ätiologie und Klassifikation	7
1.1.2		Verlauf	10
1.1.3		Prävalenz	12
1.1.4		Therapie	14
1.2		Homöopathie	17
1.2.1		Das Ähnlichkeitsprinzip	18
1.2.2		Die Arzneimittelprüfung	19
1.2.3		Die Potenzierung	20
2		Fragestellung	24
3		Methodik	25
3.1		Ein- und Ausschlusskriterien	25
3.2		Suchstrategie	27
3.3		Analyse der Behandlungsdaten	28
3.4		Analyse der Originaldaten	28
3.4.1		Beschaffung der Originaldaten	28
3.4.2		Verarbeitung der Originaldaten	28
3.4.3		Zuordnung von Parametern	29
3.5		Statistik	31
3.6		Studienübersicht	32
3.6.1		Eingeschlossene Studien	32
3.6.2		Ausgeschlossene Studien	44

4		Ergebnisse	53
4.1		Demografische Daten	53
4.2		Anamnestische Daten	58
4.2.1		Schwere der Erkrankung, Baselinewerte	60
4.3		Therapieerfolge	67
4.3.1		Therapieerfolge – Schwere der Erkrankung	67
4.3.2		Therapieerfolge – Allgemeines Befinden	70
4.3.3		Therapieerfolge – Kopfschmerzintensität	73
4.3.4		Therapieerfolge – Gesamtbetrachtung	76
4.4		Therapieerfolg – Studiensetting und Studiendurchführung	80
5		Diskussion	84
6		Zusammenfassung	101
7		Literatur	105
8		Abbildungsverzeichnis	115
9		Tabellenverzeichnis	118
		Danksagung	119

1 Einleitung

Der Begriff *Komplementärmedizin* beschreibt zusammenfassend medizinische Methoden unterschiedlicher therapeutischer oder diagnostischer Konzepte, die eine Alternative oder eine Ergänzung zur schulwissenschaftlich begründeten Medizin darstellen, hingegen davon die Alternativmedizin abzugrenzen ist, die ein umstrittener Begriff für unterschiedliche therapeutische oder diagnostischer Konzepte darstellt, die anstatt der schulwissenschaftlich begründeten Medizin genutzt wird.

Die Komplementärmedizin wird je nach Verfahren von 40 bis 60 Prozent (Groenewold 2006; Härtel 2004) der deutschen Bevölkerung genutzt. Neben klassischen Naturheilverfahren (z. B. Kneippsche Wasser- und Wärmeanwendungen, Wickel, spezielle Bewegungstherapie) und Akupunktur wird insbesondere die Homöopathie stark genutzt. Obwohl häufig verwendet ist sie eines der umstrittensten Verfahren. 1975 setzte jeder sechste niedergelassene Arzt in Deutschland regelmäßig homöopathische Mittel ein (Wolf 1997), heutzutage sind es sogar 75 Prozent aller niedergelassenen Ärzte in Deutschland, die gelegentlich bis häufig Homöopathika verschreiben (Wolf 1997; Korzilius 1998). Groenewold (Groenewold 2006) geht davon aus, dass 11,5 Prozent aller Deutschen mindestens einmal in ihrer Lebenszeit eine homöopathische Behandlung in Anspruch genommen haben. Härtels Umfrage zeigte, dass 14,8 Prozent eine homöopathische Behandlung innerhalb von 12 Monaten in Anspruch nahmen. Dabei war der Frauenanteil etwa doppelt so hoch wie der der Männer (Härtel 2004).

Im internationalen Vergleich sind die Zahlen der Inanspruchnahme von Homöopathie für Deutschland besonders hoch. Vergleichbar hohe Zahlen gibt es nur für Österreich, Norwegen und Dänemark. In Österreich liegt der Anteil der Menschen, die sich im Laufe ihres Lebens jemals einer homöopathischen Behandlung unterzogen haben, bei 12,1 Prozent (Haidinger 1988), in den beiden skandinavischen Ländern bei 13,0 Prozent (Hanssen 2005). In Großbritannien hingegen haben nur etwa 1,9 Prozent aller Menschen im vorausgegangenen Jahr eine homöopathische Behandlung in

Anspruch genommen (Thomas 2004). Für die USA variieren die Schätzungen zwischen 1,0 (Eisenberg 1993) und 5,8 Prozent (Astin 2000), wobei diesen Angaben ebenfalls jeweils die zurückliegenden zwölf Monate zugrunde lagen. Generell lässt sich ein steigender Trend feststellen. Zudem scheint gerade in den USA der Anteil der Homöopathie-Nutzer stetig nach oben zu gehen (Eisenberg 1997).

Ein ähnlicher Trend ist auch in der Europäischen Union im Bereich Selbstmedikation festzustellen. Nach Angaben des europäischen Verbandes der Hersteller homöopathischer und anthroposophischer Arzneimittel (ECHAMP, European Coalition on Homeopathic and Anthroposophic Medicinal Products) hat sich der Umsatz mit homöopathischen Arzneimitteln von 1995 bis 2005 nahezu verdoppelt; 2008 war Deutschland nach Frankreich (294 Mio. €) der zweitgrößte Markt (268 Mio. €) in der EU. Diese Beliebtheit homöopathischer Arzneimittel steht im Widerspruch zur wissenschaftlichen Evidenz ihrer Wirksamkeit. In einer 2005 publizierten systematischen Übersichtsarbeit der randomisierten, placebokontrollierten Therapiestudien zur Homöopathie kamen Shang et al. zu der Schlussfolgerung, dass es nur eine „geringe Evidenz für einen spezifischen Effekt homöopathischer Arzneimittel" gebe und die Gesamtergebnisse „mit der Interpretation kompatibel sind, dass die klinischen Effekte der Homöopathie Placeboeffekte seien" (Shang 2005).

Shangs Arbeit ist von verschiedenen Seiten kritisiert worden. Die Hauptkritikpunkte von Meta-Analyse Spezialisten richteten sich vor allem gegen die methodische Vorgehensweise, Studien mit extrem heterogenen Interventionen bei eben sehr heterogenen Indikationen zu einer Einheit zusammengefasst zu haben (Linde 2005).

Befürworter der Homöopathie hingegen argumentieren, dass sich die Homöopathie in der praktischen Anwendung auch als erfolgreich herausgestellt habe (SAHOP 2005). In der Tat zeigen prospektive Beobachtungsstudien (sog. Outcome-Studien), dass homöopathisch behandelte Patienten über die Zeit deutlich geringere Beschwerden haben.

In Deutschland und der Schweiz stieg die gesundheitsbezogene Lebensqualität bei ca. 3.000 untersuchten Erwachsenen, die unter lang bestehenden chronischen Erkrankungen litten, unter einer klassisch homöopathischen Behandlung deutlich an. Die durchschnittliche Beschwerdestärke – gemessen auf einer elfstufigen numerischen Analogskala von Null bis Zehn – verringerte sich innerhalb von drei Monaten von 6,2±1,7 (Mittelwert±Standardabweichung) auf 3,8±2,2 Punkte und innerhalb weiterer 21 Monate auf 2,9±2,2 (Witt 2005). In Großbritannien gaben mehr als 70 Prozent von über 6.500 Patienten einer homöopathischen Ambulanz an, von der Behandlung profitiert zu haben: mehr als 50 Prozent bewerteten diesen Erfolg als deutlich oder sehr deutlich (Spence 2005). Richardson berichtet aus seiner Studie durchgeführt in Liverpool/Großbritannien, dass gut die Hälfte der homöopathisch behandelten Patienten ihre konventionelle Medikation reduzieren oder absetzen konnte (Richardson 2001). In Norwegen reduzierte sich laut Steinsbekk der Anteil der konventionell begleitbehandelten Patienten nach einer homöopathischen Therapie von 39 Prozent auf 16 Prozent (Steinsbekk 2005). Dies sind Werte, wie sie ähnlich auch für Deutschland berichtet werden: Hier verringerte sich der Anteil der Patienten mit konventioneller Begleitmedikation von 31,8 Prozent auf 14,8 Prozent bei Erwachsenen und von 50,2 Prozent auf 31,7 Prozent bei Kindern (Witt 2005). Zumindest auf den ersten Blick scheint es daher einen offenkundigen Widerspruch in den Ergebnissen placebokontrollierter Therapiestudien und Outcome-Studien zu geben. Auf diesen hat bereits Walach im Jahr 2001 hingewiesen. Er beschrieb ihn als das „Wirksamkeitsparadox in der Komplementärmedizin". Walach geht dabei von der Hypothese aus, dass sich die Effekte komplementärmedizinischer Verfahren, ebenso wie die einer konventionellen Intervention, aus verschiedenen Komponenten zusammensetzen. In diesem Zusammenhang sind die spezifisch und unspezifisch wirkenden Komponenten die wichtigsten. Linde spricht hier von assoziierten und attributablen Effekten (Linde 2006). Walach vermutet, dass bei komplementärmedizinischen Therapien – im Vergleich zu konventionellen Therapien – die assoziierten (also unspezifischen) Effekte relativ groß sind, während die attributablen (also spezifischen) Effekte relativ klein sind. Dieses könnte zu der paradoxen Situation führen, dass ein konventionelles Verum sich in einer Studie relativ leicht gegenüber einem Placebo durchsetzen kann, während ein komplementärmedizinisches Verum diese Hürde nicht überspringen kann und dennoch das komplementärmedizinische Verum eine insgesamt höhere Erfolgsrate aufweist (Abbildung 1).

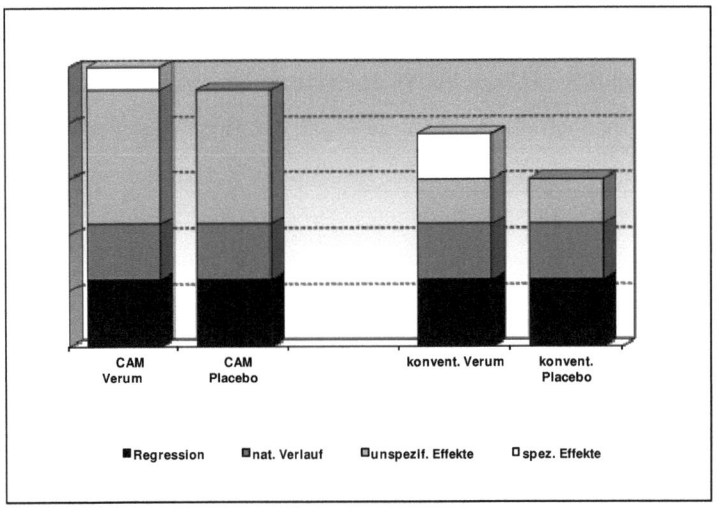

Abbildung 1: Veranschaulichung des Wirksamkeitsparadoxons in der Komplementärmedizin nach Walach (2001)

Eine andere Hypothese, welche die oben genannte Inkonsistenz in den Ergebnissen zwischen placebokontrollierten Studien und Beobachtungsstudien erklären soll, ist die Vermutung, dass die homöopathische Therapie in den placebokontrollierten Studien mit den unterschiedlichen Parametern und Settings nicht angemessen abgebildet wird und sich daher möglicherweise nicht als wirksam herausstellen kann. Diese Hypothese soll im Folgenden, am Beispiel der homöopathischen Behandlung von Kopfschmerzen und Migräne genauer untersucht werden. Beide zählen zu den von Homöopathen am häufigsten behandelten Erkrankungen (Witt 2005; Jacobs 1998). In prospektiven Beobachtungsstudien geht es den Patienten unter homöopathischer Behandlung deutlich besser (Witt 2005), während placebokontrollierte Studien keinen arzneimittelspezifischen Effekt belegen konnten (Ernst 1999). Ziel dieser Arbeit ist es daher, die bisherigen Ergebnisse aus Outcome- und placebokontrollierten Studien zur Homöopathie systematisch gegenüberzustellen und zu analysieren, welche Unterschiede es in Setting, Patientenklientel, Behandlung und Ergebnismessung gibt und wie diese sich ggf. auf das Studienergebnis auswirken können.

1.1 Kopfschmerzen

1.1.1 Ätiologie und Klassifikation

Unter dem Begriff „Kopfschmerzen" werden verschiedene Erkrankungen subsummiert. Daher ist zwischen primären Kopfschmerzen (ohne organisch nachweisbare Ursache) und sekundären Kopfschmerzen (in Folge einer anderen Erkrankung) zu unterscheiden. Trotz intensiver Forschung sind Kopfschmerzen und Migräne ein nicht vollständig gelöstes therapeutisches Problem, die ist u.a. durch unzureichende pathophysiologischen Erkenntnisse zu den zahlreichen Kopfschmerzarten bedingt (Lampl 2007; Limmroth 2006). Kernmechanismus der Migräneschmerzentstehung ist sehr wahrscheinlich der passagere Ausfall oder die verminderte Aktivität eines im Hirnstamm gelegenen Zentrums mit antinoziozeptiven Eigenschaften (Periaquäductales Grau, PAG). Bei der Migräne geht man davon aus, dass die Schmerzentstehung durch intrakranielle sensorische Axone ausgelöst wird, die eine bevorstehende oder vorhandene Gewebeverletzung vermitteln (Göbel 2004). Höchstwahrscheinlich werden die trigeminalen Kerne aktiviert, was nachfolgend zu einer Freisetzung von verschiedenen vasodilatierender Neuropeptiden wie der Substanz P, CGRP (calcitonin gene-related peptide) sowie weitere Mediatoren wie das Histamin und das Serotonin führt. Es kommt zu einer Aktivierung von Enzymsystemen in der Dura mater wie zum Beispiel die Cyclooxygenase II (COX II) und die Nitric-oxide-Synthease. Diese Enzyme sind durch die Freisetzung von Prostaglandinen und Stickstoffmonoxid an der Schmerzentstehung beteiligt (Messlinger et al. 2011).

Die Ursachen der chronischen Kopfschmerzen vom Spannungstyp (weiter als cSKS bezeichnet) sind nicht hinreichend bekannt. Pathophysiologische Studien deuten auf eine Kombination von peripheren, im myofazialen Gewebe entstehendem Schmerz und zentralen Mechanismen (Bendtsen 1996; Jensen 1998). Häufig werden erhöhte Druck- und Schmerzempfindlichkeit der perikranialen Muskulatur und der Kopfhaut beobachtet (Ashina 2005). Dadurch kommt es zu einer Aktivierung der peripheren Nozirezeptoren. Eine weitere Komponente stellt eine signifikant reduzierte Schmerzschwelle, auch „Soll-Wertverschiebung" genannt dar (Langemark 1989; Schoenen 1991). Es gibt weitere Studien, die eine Störung der sensorischen Informationsverarbeitung belegen (Bendtsen 1996).

In der überarbeiteten Fassung der Internationalen Kopfschmerzklassifikation von 2004 (The International Classification of Headache Disorders 2004) werden 22 Kopfschmerzarten in 4 Kapiteln untergliedert (Tabelle 1). Somit ist es einem Arzt oder Therapeuten möglich, den Kopfschmerz richtig zu klassifizieren und ihn gezielt zu behandeln.

Tabelle 1: Internationale Kopfschmerzklassifikation (2004)

Code 1 Migräne
1.1 Migräne ohne Aura
1.2 Migräne mit Aura
1.3 Periodische Syndrome in der Kindheit, die im allgemeinen Vorläufer einer Migräne sind
1.4 Retinale Migräne
1.5 Migränekomplikation
1.6 Wahrscheinliche Migräne
Code 2 Kopfschmerz vom Spannungstyp
2.1 sporadisch auftretende, episodische Kopfschmerzen vom Spannungstyp
2.2 gehäuft auftretende, episodische Kopfschmerzen vom Spannungstyp
2.3 chronische Kopfschmerzen vom Spannungstyp
2.4 wahrscheinliche Kopfschmerzen vom Spannungstyp
Code 3 Clusterkopfschmerz und andere trigemino-autonome Kopfschmerzerkrankungen
3.1 Clusterkopfschmerz
3.2 paroxysmale Hemikranie
3.3 short-lasting unilateral neuralgiform headaches with conjunctival injection and tearing (SUNCT)
3.4 wahrscheinliche trigemino-autonome Kopfschmerzerkrankungen
Code 4 Verschiedenartige Kopfschmerzform ohne strukturelle Läsion
4.1 primäre stechende Kopfschmerzen
4.2 primäre Hustenkopfschmerzen
4.3 primäre Kopfschmerzen bei körperlicher Anstrengung
4.4 primäre Kopfschmerzen bei sexueller Aktivität
4.5 Aufwachkopfschmerz
4.6 primäre Donnerschlagkopfschmerzen
4.7 Hemicrania continua
4.8 neu aufgetretene Dauerkopfschmerzen

1.1.2 Verlauf

Migräne ist eine chronische Kopfschmerzerkrankung vom primären Kopfschmerztyp mit Kopfschmerzattacken von vier bis 72 Stunden (Hugger 2005). Mehr als die Hälfte der Betroffenen fühlt sich subjektiv im privaten wie auch im beruflichen Alltag (Lampl 2007) mittelschwer bis schwer beeinträchtigt, denn der Schmerz mindert schrittweise die Lebensqualität, da er den Alltag bestimmt. Die schmerzfreien Momente werden durch die Angst vor dem erneuten Auftreten des Schmerzes überschattet. Die Migräne zeigt sich also als „*radikaler, terrorisierender und alles beherrschender Faktor*" (Rudat 1998), neben dem die bisherigen Lebensprobleme an Intensität und Bedeutung verlieren. Die neue Klassifikation der internationalen Kopfschmerzgesellschaft (The International Classification of Headache Disorders 2004, Tabelle 1) definiert die Migräne als intermittierend auftretende Kopfschmerzen mit Übelkeit, Phono- und/oder Photophobie (Limmroth 2006; The International Classification of Headache Disorders 2004). Grundsätzlich wird zwischen Migräne ohne Aura und Migräne mit Aura unterschieden. Die so genannte Aura beschreibt neurologische Ausfallerscheinungen, die im Allgemeinen dem Kopfschmerz vorgelagert sind. Sie beruht auf einem neurovakulären Mechanismus, auch Depolarisationswelle (CSD) genannt (Hadjikhani 2001). Dabei kann zwischen einer visuellen, somatosensorischen, olfaktorischen, und einer motorischen Aura unterschieden werden (Lampl 2007). Die bekannteste Form ist die visuelle Aura. 90 Prozent aller Auren sind visueller Natur und gehen häufig mit einem Flimmerskotom, einem Gesichtsfelddefekt, einher. Verschiedene Unterformen der Migräne können definiert werden: Migräne mit prolongierter Aura, familiär hemiplegische Migräne und spezielle Sonderformen (komplizierte Migräne, Basilarismigräne, retinale Migräne oder Aura ohne Migränekopfschmerzen).

Die Migräneattacke verläuft in mehreren Phasen:

- Initiale Prodromalphase
- Auraphase
- Eigentlicher Kopfschmerz
- Postiktale Phase

Im Mittelpunkt steht für die meisten Patienten der anfallartig auftretende Kopfschmerz. Er geht typischerweise mit autonomen Begleiterscheinungen wie Übelkeit, Erbrechen, Licht-, Geräusch- und Geruchsempfindlichkeit einher.

Die Symptomatik bei Kindern präsentiert sich etwas anders als bei Erwachsenen (Diener 2003; Limmroth 2006). Kinder erleben Migräne zusätzlich zum Kopfschmerz oft auch nur als Bauchschmerzen mit Übelkeit und Erbrechen und ohne Kopfschmerz (Pothmann 1991).

Spannungskopfschmerzen treten hauptsächlich beidseits auf, anfallsweise (episodischer Spannungskopfschmerz maximal 15 Tage/Monat) oder täglich (chronischer Spannungskopfschmerz mehr als 15 Tage/Monat). Neurologische Begleiterscheinungen sind dabei eher selten. Der Spannungskopfschmerz ist gekennzeichnet durch einen dumpfdrückenden Schmerz bifrontal, okzipital oder auch holokranial (Limmroth 2006).

Tabelle 2: Übersicht über Migräne und Spannungskopfschmerzen

	Spannungskopfschmerz	Migräne
Betroffene Region	Ganzer Kopf, Stirn und Schläfen	Überwiegend halbseitig, Augen, Stirn und Schläfen
Charakter	Dumpf, drückend, beengend	Pulsierend, pochend, stechend, klopfend
Häufigkeit	Gelegentlich (episodischer Spannungskopfschmerz), häufiger als 15 Tage im Monat (chronischer Spannungskopfschmerz)	1 bis 2mal im Monat bis zu mehrmals in der Woche
Dauer	30 Minuten bis zu 7 Tage	4 bis 72 Stunden
Stärke	Leicht bis mittelstark	Mittlere bis sehr starke Schmerzintensität
Zeitpunkt	Tagsüber und am Abend	In den Morgenstunden
Begleiterscheinungen	Keine; selten Übelkeit, Benommenheit oder Schwindel	Neurologische Ausfallerscheinungen (Aura), Übelkeit, Erbrechen, Reizempfindlichkeit (Licht, Geruch, Geräusche)
Beschränkungen im Alltag	Gering	Krankheitsgefühl, nicht alltags- oder arbeitsfähig
Beschränkungen bei Aktivität und Bewegung	Besserung bei Bewegung	Verschlimmerung bei jeder Art von körperlicher Bewegung

1.1.3 Prävalenz

Die Prävalenz der Migräne in Deutschland liegt zwischen 12 und 15 Prozent in der weiblichen und sechs bis acht Prozent in der männlichen Bevölkerung (Limmroth 2006). Damit zählt die Migräne neben den Rückenschmerzen mit zu den häufigsten

Erkrankungen überhaupt. Mit vier bis fünf Prozent sind auch Kinder (Evers 2008) Jungen und Mädchen gleichermaßen, relativ häufig betroffen.

Der Pro-Kopf-Verbrauch von ca. 52 standardisierten Zähleinheiten (SU) Schmerzmittel pro Jahr (Diener 2008) belegt die Bedeutung des Schmerzes in Deutschland. 2007 wurden 149,3 Mio. Packungen Schmerzmittel verkauft, davon 122 Mio. Packungen nichtrezeptpflichtige Schmerzmittel (rund 80 Prozent), einschließlich Mittel mit Kodein und Koffein (Glaeske 2009). Schmerzen sind Begleiter von Verletzungen und Erkrankungen, können aber ebenso gut durch alltägliche Überlastungen hervorgerufen werden. Die Wahrnehmung des Schmerzes ist durch soziale Bedingungen beeinflussbar und führt zu einer Minderung der Lebensqualität. Depressionen oder stressbedingte psychische Probleme haben gravierende Einflüsse auf die Schmerzwahrnehmung (Göbel 2006). Sie können dazu führen, Schmerzen viel stärker erlebbar zu machen und auch die Intensität zu erhöhen. Die Folge sind letztlich noch mehr Schmerzen. Der Kopfschmerz spielt dabei in der Gesamtheit aller Schmerzerkrankungen im Verbrauch von Schmerzmitteln eine exponierte Rolle (5. Mainzer Akupunktur Symposium 2001). Durch überdosierte Einnahme von Schmerzmedikamenten von mehr als 12 bis 15 Einzeldosen im Monat leiden etwa 1 Prozent der Allgemeinbevölkerung in den westlichen Ländern an einem medikamenteninduzierten Kopfschmerz (MIKS) (Diener 2004; Zwart 2003).

Der chronische Spannungskopfschmerz ist seltener im Vergleich zum episodischen Spannungskopfschmerz anzutreffen. Seine Prävalenz wird mit fast 3 Prozent angegeben (Diemer 2002). Hier ist das Geschlechterverhältnis mit einer geringen Prävalenz bei Frauen fast ausgeglichen. Allerdings scheint die Prävalenz des Kopfschmerzes vom Spannungstypus zuzunehmen (Lyngberg 2005).

Bei einer Untersuchung von 7000 Schülern konnte gezeigt werden, dass 90 Prozent aller Kinder bis zum 12. Lebensjahr Kopfschmerzerfahrungen gemacht haben (Frankenberg 1992).

1.1.4 Therapie

1.1.4.1 Migräne

In der Therapie der Migräne kann es lediglich eine symptomatische, aber keine ursächliche Therapie geben. Diese erfolgt gemäß den Leitlinien der Deutschen Migräne- und Kopfschmerzgesellschaft und der Deutschen Gesellschaft für Neurologie (Evers 2008) am häufigsten medikamentös, in Abhängigkeit des Schweregrades mit Analgetika, nicht-steroidalen Antirheumatika (NSAR) und bei gastrointestinalen Beschwerden meist in Kombination mit einem Antiemetikum (MPS) (Diener 2003). Bei schweren Attacken empfehlen sich Serotonin-5-HT1B/1D-Rezeptoragonisten (Triptane), die ihre Wirkung in placebokontrollierten Studien (Ferrari 2001; Goadsby 2002) bewiesen haben. In seltenen Fällen werden noch Mutterkornalkaloide eingesetzt (Tfelt-Hansen 2000), die sich gegenüber den Triptanen in der Überlegenheit der Wirkung nicht bewährt haben. Aus Sicherheitsgründen sollten Patienten von der Einnahme eines Triptans noch während der Auraphase absehen.

Bei der Migräneprophylaxe werden zusätzlich zur medikamentösen Therapie Entspannungsverfahren, Ausdauersportarten und verhaltenstherapeutische Maßnahmen empfohlen (Diener 2003). Eine medikamentöse Prophylaxe wird nur empfohlen, wenn mehr als drei Migräneattacken im Monat auftreten, diese länger als 72 Stunden anhalten, auf die übliche Medikation nicht oder nur mit schweren Nebenwirkungen regiert wird, es zu einer Migränekomplikation oder einer Zunahme der Attackenfrequenz kommt (Diener 2008). Grundsätzlich werden alle Medikamente langsam aufdosiert und sollen über 6 Monate verabreicht werden, um einen Erfolg der Prophylaxebehandlung festzustellen. Als Medikamente zur Migräneprophylaxe werden Betablocker und Kalziumkanalblocker oder Antiepileptika eingesetzt, wenn Betablocker unwirksam sind. Antidepressiva werden dann verordnet, wenn gleichzeitig ein chronischer Spannungskopfschmerz diagnostiziert wurde oder eine schmerzbedingte Depression vorliegt.

Des Weiteren hat sich eine semistandardisierte Akupunktur (Linde 2005) in einer randomisierten Therapiestudie als ähnlich wirksam wie eine leitliniengestützte medikamentöse Therapie, allerdings etwas zu Gunsten der Akupunktur (Diener 2006), erwiesen. Die Behandlung ist nicht in den Gegenstandskatalog der Krankenkassen aufgenommen worden, da eine Verumakupunktur einer Scheinakupunktur nicht signifikant überlegen war (Endres 2007). Des Weiteren werden Entspannungsverfahren wie progressive Muskelrelaxation, kognitive Verhaltenstherapie sowie verschiedene Biofeedbackverfahren (Nestoriuc 2007; Nestoriuc 2008) empfohlen. Metaanalysen zeigen, dass die kognitive Verhaltenstherapie eine Wirkung zeigt, die vergleichbar mit der medikamentösen Prophylaxe ist (Blanchard 1980).

Bei Kindern verläuft die Behandlung anders als beim Erwachsenen (Evers 2002). Die Migränevorstufen können sich schon im Kleinkindalter in Form von periodisch auftretenden Krankheitszeichen, wie zum Beispiel zyklisches Erbrechen, zeigen. Kinder reagieren stärker auf nichtmedikamentöse Therapien. Erst wenn die Suche nach den auslösenden Faktoren wie z. B. Nahrungsmittel, unregelmäßiger Schlaf-Wach-Rhythmus, Ängste, verringerter Blutzuckerspiegel durch ausgelassene Mahlzeiten erfolglos war, sollte auf eine medikamentöse Therapie zurückgegriffen werden (Evers 2007). Hier muss das Alter des Kindes beachtet werden. Das Schmerzmittel der ersten Wahl bei kindlicher Migräne ist Ibuprofen (10 mg pro kg Körpergewicht). Als Mittel der zweiten Wahl wird Paracetamol (15 mg pro kg Körpergewicht) empfohlen. Wenn starke Begleitbeschwerden bestehen, können die Kinder ein Mittel gegen Übelkeit einnehmen (z. B. Dimenhydrinat). Die Antiemetika Domperidon und Metoclopramid haben bei Kindern stärkere Nebenwirkungen und auch hier gibt es Altersbeschränkungen. Acetylsalicylsäure sollte Kindern nicht unter 14 Jahren gegeben werden, da es das Reye-Syndrom auslösen kann (Evers 2002). Triptane dürfen erst ab dem 18. Lebensjahr verschrieben werden. Einzige Ausnahme bildet Sumatriptan, dass als Nasenspray schon bei starken Migräneattacken ab dem

12. Lebensjahr verabreicht werden kann (Diener 2008; Deutsche Migräne- und Kopfschmerzgesellschaft 2005; Pothmann et al. [o. J.]; Evers 2008a; Evers 2008b).

1.1.4.2 Spannungskopfschmerz

Studien belegen die Wirksamkeit von Analgetika und nicht-steroidalen Antirheumatika (NSAR) bei der medikamentösen Therapie von chronischem Spannungskopfschmerz (Pfaffenrath 1998). Hierzu zählen durch mehrere Studien gestützte Empfehlungen wie Acetylsalicylsäure (500 bis 1000mg), Ibuprofen (200 bis 400mg), Metamizol (500 bis 1000mg) sowie eine Wirkstoffkombination aus 250mg Acetylsalicylsäure, 250mg Paracetamol und 65mg Koffein. Als ebenfalls wirksam, aber nur durch wenige klinische Studien gestützt, zeigen sich Paracetamol (500 bis 1000mg) sowie Naproxen (500 bis 1000mg) (Straube 2007). Diese Akuttherapie sollte aufgrund der Gefahr des Missbrauchs und der dazu führenden Abhängigkeit sowie eines resultierenden medikamenteninduzierten Kopfschmerzes nicht mehr als an 10 Tagen im Monat erfolgen.

Auch Kinder werden vom Spannungskopfschmerz nicht verschont. Die Behandlung der Kopfschmerzen bei Kindern sollte nur in Ausnahmen medikamentös erfolgen. Wenn sie medikamentös erfolgt, dann wird Ibuprofen (10 mg pro kg Körpergewicht) und als Mittel der zweiten Wahl Paracetamol (15 mg pro kg Körpergewicht) empfohlen (Evers 2008).

Bei der medikamentösen Prophylaxe haben sich trizyklische Antidepressiva bewährt (Lampl 2007; Rahmann 2002), insbesondere Amitriptylin und Amitriptylinoxid sind bisher die am bestwirksamsten Mittel (Bendtsen 1996; Diamond 1971). Empfohlen gemäß der Leitlinien wird eine schrittweise Aufdosierung (Lampl 2007; Rahmann 2002). Die Wirkung lässt sich erst nach 4 bis 8 Wochen abschätzen. Ohne begleitende allgemeine Maßnahmen, so zeigt eine Studie, liegt die Wirksamkeit nur bei 40 bis 45 Prozent (Pfaffenrath 1994). Zum Einsatz kommen, wenn auch nicht durch eine gute Studienlage abgesichert, Mirtazapin (15 bis 30mg), Valproinsäure (500 bis 1500mg) und MAO-Hemmer (300mg) (Straube 2007). Tizanidin als

Muskelrelaxans wird ebenfalls eingesetzt (Fogelholm 1992; Murros 2000). Bei der nichtmedikamentösen Prophylaxe werden die Patienten dazu angehalten, einen regelmäßigen Schlaf-Wachrhythmus einzuhalten und auf eine regelmäßige Nahrungs- und Flüssigkeitsaufnahme zu achten. Empfohlen wird auch das regelmäßige Ausführen einer Ausdauersportart (Hammill 1996; Torelli 2004). Entspannungsverfahren wie die progressive Muskelrelaxation nach Jacobson, kognitive Verhaltenstherapie und eine Metaanalyse (Nestoriuc 2008) bei Biofeedback zeigen signifikante Effekte. Die Vermeidung von Auslösefaktoren durch Führung des Patienten wie überzogene Leistungsanforderungen, Selbstüberforderung, mangelnde Stressbewältigungsstrategien, falsche Körperhaltung und mangelnde Bewegung (Bernstein 2004) unterstützen die Kopfschmerzprophylaxe.

Akupunktur hat sich bei der Prophylaxe des chronischen Spannungskopfschmerzes als erfolgreich in verschiedenen Studien (Linde 2009a; Linde 2009b) dargestellt. In der deutschen Studie (Linde 2009b) zeigten 12 Akupunktursitzungen eine Reduktion des chronischen Spannungskopfschmerzes, in einer weiteren Studie (Linde 2009a) war die mittlere Reduktion der Kopfschmerztage vergleichbar mit einer medikamentösen Prophylaxe. Aufgrund der fehlenden Datenlage lässt sich zur Prophylaxe bei Kindern keine Aussagen treffen.

1.2 Homöopathie

Die Homöopathie versteht sich als Regulationstherapie (Hahnemann 1999) bzw. als spezifische Reizkörpertherapie gemäß der Arndt-Schulz´schen Regel (Mayer 1925), dass schwache Reize einen stimulierenden Effekt haben, stärkere Reize eine Reaktion des Organismus erwirken und massive Reize toxisch wirken. Entdecker der Homöopathie war der Arzt und Chemiker Christian Friedrich Samuel Hahnemann (1755-1843). Der Ausgangspunkt war 1790 der Chinarindenversuch. Chinarinde wurde zu dieser Zeit als Mittel gegen Malaria verwendet. Hahnemann, selbst nicht an

Malaria erkrankt, nahm die Chinarinde zu sich und entwickelte keine Malaria, wohl aber die dazugehörigen ähnlichen Symptome wie ein Malariakranker (Lüdke 2003). Das hier angewendete Ähnlichkeitsprinzip wurde in den darauf folgenden sechs Jahren von Hahnemann durch Experimente an sich und seiner Familie gefestigt, so dass er 1796 das Ähnlichkeitsprinzip in der Homöopathie formulierte und im Journal der praktischen Arzneikunde veröffentlichte (Hahnemann 1796). Auf dieser Grundlage entstand der Begriff Homöopathie, der aus der griechischen Sprache stammt und so viel wie „ähnliches Leiden" bedeutet. Das Ähnlichkeitsprinzip, die homöopathische Arzneimittelprüfung und die Potenzierung der Arzneimittel bilden zusammen die Grundpfeiler der Homöopathie (Hahnemann 1999).

In der Homöopathie wird Krankheit nicht als isoliertes Geschehen betrachtet, das nur ein einzelnes oder mehrere Organe betrifft, sondern als Ausdruck einer Störung des ganzen Organismus. In der homöopathischen Anamnese wird versucht den Menschen als Gesamtheit zu erfassen, wozu unter anderem auch die Gemütsverfassung und die Lebensgewohnheiten gehören. Die Verordnung nur eines Arzneimittels für die Gesamtheit aller Beschwerden, wie sie in der klassischen Homöopathie propagiert wird, erfolgt nach einer umfassenden Erstanamnese, in der die Symptome der Krankheit genau ermittelt werden, angefangen von ihrem zeitlichen Beginn bis zum momentanen Zeitpunkt. Dazu gehören auch Symptome, die nicht offensichtlich mit der bestehenden Krankheit zu tun haben.

1.2.1 Das Ähnlichkeitsprinzip

Das Ähnlichkeitsprinzip ist die tragende und grundlegende Säule der homöopathischen Behandlung. Sie ist so alt wie die Medizin selbst (Kleine Enzyklopädie der Gesundheit; Antike Heilkunst 1986). Das Ähnlichkeitsprinzip besagt, dass ein Erkrankter mit einem homöopathischen Heilmittel behandelt werden soll, welches am Gesunden Symptome erzeugt hat, die denen des Erkrankten möglichst ähnlich sind (Pschyrembel 1999). Bei der homöopathischen Arzneimittelwahl nach dem Ähnlichkeitsprinzip erhält der Erkrankte dann aus einer Reihe ähnlicher Mittel (Simila) das ähnlichste (Simillium). Hier muss auf quantitative (Anzahl der übereinstimmenden Symptome zwischen Erkranktem und Arzneimittel) und qualitative Übereinstimmungen (charakteristische Symptome und Symptomkomplexe) geachtet werden (Teut 2008). Im Idealfall wird der Organismus des Erkrankten auf den Arzneimittelreiz regulativ reagieren und zur Heilung führen. Eine homöopathische Behandlung beruht daher auf Kenntnissen über Wirkungen und Symptome einer homöopathischen Arznei. Hier kommt die Bedeutung der homöopathischen Anamnese zum Tragen, die durch Beobachtung und Befragung das gesamte Symptombild erfasst.

1.2.2 Die Arzneimittelprüfung

Die Gesamtheit aller Symptome, die eine Substanz im Organismus auslösen kann, nennt man das Arzneimittelbild. Dieses gewinnt man durch die Arzneimittelprüfung am gesunden Menschen, durch Erkenntnisse der Toxikologie und Pharmakologie und durch die Anwendung am kranken Menschen. Die Grundlage der homöopathischen Arzneimittelprüfung (HAMP) ist eine systematischen Beobachtung und Erfassung von Symptomen, die durch eine definierte Gabe eines homöopathischen Arzneimittels am Gesunden provoziert wird. Sie wird unter der Verantwortung eines erfahrenen Prüfungsleiters zum Zweck der qualitativen und quantitativen Erfassung der Symptome durchgeführt. Die Teilnehmer einer solchen Arzneimittel-Prüfungsgruppe nehmen nach einem vorab definierten Prüfplan systematisch das Arzneimittel ein. Bei den in erster Linie gesunden Prüfungsteilnehmern provoziert die Einnahme reversible Symptome, Veränderungen oder Störungen an Körper, Geist, Befinden oder Stimmung, die systematisch dargestellt, dokumentiert und evaluiert werden. Die Gesamtheit der Symptome werden in Arzneimittellehren (Materiae medicae) aufgelistet und in nach Symptomen geordneten Repertorien zusammengestellt (Homöopathische Arzneimittelprüfungen, DZVhÄ Consensus 2000).

Zwischen 1995 und 2005 wurde sich auf Standards für die homöopathische Arzneimittelprüfung international geeinigt (Teut 2011; ECCH 2009). Die Arzneimittelprüfung wird im Selbstversuch (z. B. bei der Ausbildung oder im Selbstversuch eines Therapeuten) unverblindet durchgeführt, in der wissenschaftlich homöopathischen Arzneimittelprüfung erfolgt sie einfach verblindet oder doppelt verblindet, randomisiert und placebokontrolliert. Die Arzneimittelprüfung verläuft über mehrere Monate. In Deutschland ist die homöopathische Arzneimittelprüfung eine Phase I Studie nach AMG.

1.2.3 Die Potenzierung

Ein weiterer Grundsatz der Homöopathie ist die Verwendung von sog. potenzierten Arzneimitteln. Unter Potenzierung ist die starke Verdünnung bei gleichzeitiger Verschüttelung zu verstehen. Dieser „Potenzierung" kommt nach der Theorie der Homöopathie eine große Bedeutung zu, da sie die Information auf die Verdünnung übertragen soll (Witt 2006). Nur durch diese Kombination soll die Heilkraft der Substanz vollständig erschlossen werden. Die so genannte Ursubstanz wird in Wasser oder Ethanol gelöst und dann in einer genau festgelegten Weise verschüttelt. Die meisten Homöopathen „potenzieren" eine Ursubstanz nach dem Dezimalsystem: also jeweils 1:10 usw. Das heißt, ein Teil Ursubstanz und 9 Teile Trägersubstanz werden vermischt und anschließend 10mal kräftig geschüttelt. Dabei entsteht die so genannte D1. Die Arzneien werden stufenweise verdünnt und zwischen jedem Verdünnungsschritt erneut verschüttelt. Für die nächste Potenzstufe wird dann ein

Teil D1 und 9 Teile Trägersubstanz vermischt und 10mal kräftig geschüttelt. Dabei entsteht eine D2.

Es gibt in der klassischen Homöopathie drei unterschiedlichen Potenzarten (Tabelle 3). Die D-Potenzen sind vor allem in Deutschland gebräuchlich und werden bis zu einer Potenz von D1.000 hergestellt. Wegen der relativ geringen Verdünnung enthalten sie bis etwa zur D12 noch chemische Bestandteile der Ursubstanz. Die C-Potenzen (auch Centesimalpotenzen) werden ebenfalls häufig verwendet. Sie werden aus einer Verdünnung 1:100 und 10 Schüttelschlägen hergestellt. Am häufigsten verwendet werden Potenzen der so genannten Kent-Reihe: C6, C12, C30, C200, C1.000 (Geißler 2005). Die Quinquaginta-Millesimal-Potenzen unterteilen sich in LM- und Q-Potenzen. LM-Potenzen werden aus alkoholischen Auszügen der jeweiligen Grundsubstanz aus einer C1 bis C3 hergestellt. Diese flüssigen Lösungen werden Dilutionen genannt. Q-Potenzen werden dagegen grundsätzlich aus der Verreibung der C1 bis C3 hergestellt. Die Verreibung, auch Trituration genannt, ist ein Prozess, bei dem die Ursubstanz dreimal mit Laktose in einem Mörser verrieben wird. Das Verhältnis zwischen Ursubstanz und Laktose entspricht einer C-Potenz. LM- und Q-Potenzen werden aus einer Verdünnung von 1:50.000 und 100 Schüttelschlägen hergestellt. Die genaue Herstellung ist im Homöopathischen Arzneimittelbuch (HAB) und im Deutschen Arzneimittelbuch (DAB) festgelegt.

Es gibt tiefe, mittlere und Hochpotenzen (Tabelle 3). Man nennt alle Potenzen unterhalb der Loschmidt'schen Zahl (auch Avogadro-Zahl) Tiefpotenzen. Die in der Chemie und Physik gültige Loschmidt'sche Zahl besagt, dass rein rechnerisch ab der D23 kein Molekül der Ursubstanz mehr vorhanden ist. Tiefpotenzen können, da sie noch Moleküle der Ursubstanz enthalten, theoretisch auch wenn nur geringfügig auf biochemische Weise wirken. Die Tiefpotenzen werden unterteilt in D1 bis D12 als reine Tiefpotenzen und als mittlere Potenzen bis zur D23. Von Hochpotenzen spricht man dann, wenn in einem potenzierten Arzneimittel rein rechnerisch kein Molekül der Ausgangssubstanz mehr enthalten sein kann, die Wirkung also nicht chemisch zu erklären ist. Somit enthält aber die in den folgenden Studien oft verwendetet Hochpotenz C30 kein Molekül der Ursubstanz mehr (Witt 2006).

Es gibt bis heute keine gut belegte und naturwissenschaftlich plausible Erklärung weshalb sich homöopathische Hochpotenzen von ihrer Trägersubstanz unterscheiden sollten.

Tabelle 3: Potenzen und Verdünnungen in der Homöopathie

	D-Potenzen (Dezimal)	C-Potenzen (Centisimal)	Q oder LM-Potenzen (Quinquagintamillesimal)	Behauptete Wirkung
Verdünnung	1:10	1:100	1:50.000	
Zahl der Schläge	10 Schüttelschläge	10 Schüttelschläge	100 Schüttelschläge	
Tiefe Potenzen	D 1 bis D 12	C 1 bis C 6	LM/Q 1, LM/Q 2	körperliche Symptome
Mittlere Potenzen	D 12 bis D 23	C 6 bis C 30	LM/Q 3, LM/Q 4, LM/Q 5	Körperliche Symptome, Beginnender seelisch-geistiger Einfluss
Hochpotenzen	ab D 24	ab C30	ab LM/Q 6	Beeinflussung auf seelisch-geistiger Ebene

2 Fragestellung

Unterschiedliche Studien haben sich mit der Wirksamkeit homöopathischer Behandlung bei Kopfscherzen und Migräne beschäftigt. Als einer der ersten führte 1987 Brigo (Brigo 1991) eine randomisierte, placebokontrollierte Studie mit 60 Migränepatienten durch. Er schloss alle Patienten ein, bei denen eine Migräne mit und ohne Aura diagnostiziert wurde und die zu acht vorab festgelegten homöopathischen Mittel passten. Die Therapieerfolge in der Verumgruppe waren signifikant und klinisch hochrelevant besser als in der Placebogruppe. In drei weiteren aktuelleren und methodisch hochwertigeren randomisierten, placebokontrollierten Studien (Straumsheim 2000; Walach 1997; Whitmarsh 1997) konnte das Ergebnis dieser Studie nicht repliziert werden. Lässt sich dies durch unterschiedliches Vorgehen in den Studien begründen? Folgend der Theorie der Homöopathie wäre es plausibel, dass eine lange Behandlungsdauer (Ernst 1999) für die homöopathische Therapie von langjährigen Problemen wie Migräne und Spannungskopfschmerz erforderlich sind. Jedoch zeigte die einzige Studie, die eine wesentlich längere Behandlungsdauer (Walach 1997) aufwies, keinen Unterschied zwischen homöopathischen Arzneimitteln und Placebo. Bei prospektiven Beobachtungsstudien zeigte sich jedoch, dass es Patienten unter homöopathischer Behandlung deutlich besser ging. Der Unterschied dieser Ergebnisse könnte hier auf ein unterschiedliches Therapie-Setting zurückgeführt werden. Die Bedeutung des Therapie-Settings (Linde 2006) inklusive der homöopathischen Anamnese wird bei randomisierten placebo-kontrollierten Studien ausgeklammert. In der normalen Behandlung ist das Setting aber ein Bestandteil der homöopathischen Behandlung.

Ziel dieser Arbeit ist es, die bisherigen Ergebnisse aus Beobachtungsstudien und randomisierten placebo-kontrollierten Studien zur Homöopathie systematisch gegenüberzustellen und zu analysieren, welche Unterschiede es in Setting, Patientenklientel, Behandlung und Ergebnismessung gibt und wie diese sich ggf. auf das Studienergebnis auswirken können.

Neben beschreibenden Daten zu Studiendesign, Studienpopulation und Behandlung sollen vor allem die Originaldaten der vorliegenden Studien unter der obigen Fragestellung reanalysiert werden.

Die Indikationen Migräne und Spannungskopfschmerz wurden für diesen Vergleich exemplarisch herangezogen, weil hierzu bereits vier randomisierte Therapiestudien und mehrere Beobachtungsstudien vorliegen, so dass ein Originaldatenvergleich lohnend sein könnte.

3 Methodik

Bei der vorliegenden Studie sollen die Ergebnisse randomisierter kontrollierter Therapiestudien (RCTs) und unkontrollierter Beobachtungsstudien (Outcome-Studien) zur homöopathischen Behandlung von Migräne und Spannungskopfschmerzen miteinander anhand der Originaldaten verglichen werden.

3.1 Ein- und Ausschlusskriterien

RCTs wurden eingeschlossen, wenn

- in mindestens einer der Behandlungsgruppen eine homöopathische Therapie verabreicht wurde
- diese homöopathische Behandlung nach klassisch homöopathischen Prinzipien (individualisierte Arzneimittelfindung) erfolgte
- ausschließlich Patienten mit Kopfschmerzen behandelt wurden, unabhängig davon, ob es Migräne, Spannungskopfschmerzen oder andere Kopfschmerztypen waren,

- aus der Publikation eindeutig hervorging, dass die Zuteilung zu den Behandlungsgruppen randomisiert erfolgte

RCTs wurden ausgeschlossen, wenn

- die homöopathische Behandlung nach feststehenden Indikationen erfolgte (d. h. ohne Individualisierung)
- die Studie zwar als randomisiert benannt wurde, aber aus der Publikation eindeutig hervorging, dass die Zuteilung zu den Therapien nicht auf einem Zufallsmechanismus beruhte (z. B. alternierende Zuteilung)
- von den Autoren keine Originaldaten zur Verfügung gestellt wurden

Beobachtungsstudien (Outcome-Studien) wurden eingeschlossen, wenn

- es sich um eine unkontrollierte Beobachtungsstudie mit prospektivem Studiendesign handelte
- die in die Studie eingeschlossenen Patienten nach klassisch homöopathischen Prinzipien (individualisierte Arzneimittelfindung) behandelt wurden
- auch Patienten mit Kopfschmerzen behandelt wurden
- der Einschluss von Patienten in die Studie unabhängig vom Behandlungserfolg erfolgte

Beobachtungsstudien (Outcome-Studien) wurden ausgeschlossen, wenn

- von den Autoren keine Originaldaten zur Verfügung gestellt wurden

Zum Vergleich der Studien wurden nur die Daten aus den Verumgruppen, nicht aus den Kontroll (Placebo-)gruppen der RCTs herangezogen. Bei den Beobachtungsstudien wurden nur die Daten von Patienten mit Kopfschmerzen jeglicher Art berücksichtigt.

Andere Studientypen, insbesondere Querschnittsstudien, die die homöopathische Behandlung und den subjektiv empfundenen Behandlungserfolg retrospektiv erfassten, wurden nur zum Zweck eines allgemeinen Vergleichs eingeschlossen, fanden aber keinen Eingang in die Originaldatenanalyse.

3.2 Suchstrategie

Die folgenden elektronischen Datenbanken wurden nach relevanten Studien durchsucht:

- Die weltweit größte Datenbank zu medizinischer Literatur des National Institute of Health (NIH) der USA: PubMed (www.pubmed.gov)
- Die auf komplementärmedizinische Literatur spezialisierte Online-Datenbank CAMBASE (www.cambase.de), die
- Die interne Literaturdatenbank der Karl und Veronica Carstens-Stiftung, die auf Forschung in der Komplementärmedizin und besonders der Homöopathie spezialisiert ist

Als Suchbegriffe dienten Begriffe wie „"Homöopathie", „homöopathisch", randomisiert", „Randomisation", „RCT", „Therapiestudie", „Beobachtungsstudie", „Outcome-Studie", die den Vorgaben der Datenbanken entsprechend miteinander durch logische UND und ODER-Aussagen verknüpft wurden.

Die Literatursuche in den Datenbanken erfolgte im Juli 2004 und wurde bis zum Jahr 2012 stetig aktualisiert.

Außerdem wurden die Literaturverweise der identifizierten Studien per Hand durchsucht.

3.3 Analyse der Behandlungsdaten

Die nachfolgenden Parameter, die nicht in den Originaldaten vorzufinden waren, wurden aus den Publikationen heraus erfasst. Hierzu zählen die Dauer der Studie (von Baseline bis zur letzten Befragung), das Setting, die Anzahl der behandelnden Homöopathen, die homöopathischen Mittel, soweit angegeben sowie die verwendeten Potenzen.

In einer Übersicht wurden diese Parameter der einzelnen Studien gegenübergestellt. Die Dauer der Studie wurde als Einflussgröße in der Auswertung berücksichtigt sowie das Setting (mono- oder multizentrisch) ebenso die Anzahl der Homöopathen. Die Mittelwahl wurde nicht in allen Studien angegeben und konnte zum Vergleich nicht hinzugezogen werden. Die verschriebenen Potenzen wurden ebenfalls nicht in allen Studien angegeben. Die angegebenen Potenzen waren ausschließlich Hochpotenzen.

3.4 Analyse der Originaldaten

3.4.1 Beschaffung der Originaldaten

Die Autoren wurden anhand der Korrespondenzadresse im Anhang der Publikation identifiziert. Daraufhin wurden sie in schriftlicher Form und in digitaler Form per E-Mail angeschrieben. Die Rücklaufquote war 100 Prozent. Einigen Autoren war es unter Angabe verschiedener Gründe nicht möglich, die Originaldaten zur Verfügung zu stellen.

3.4.2 Verarbeitung der Originaldaten

Alle von den Autoren zur Verfügung gestellten Originaldaten, die nicht als SAS-Datei (SAS® Software, SAS Inc., Cary NC, USA) vorlagen - meist im MS-

EXCEL®-Format (Microsoft Co, Seattle WA, USA) – wurden mit Hilfe der Prozedur *PROC IMPORT* in ein solches Format umgewandelt. Die verwendete Programmsyntax ist im Anhang dokumentiert.

3.4.3 Zuordnung von Parametern

Da in den verschiedenen Studien bestimmte Sachverhalte unterschiedlich erhoben wurden, d. h. mit unterschiedlichen Instrumenten bzw. Verfahren und zu unterschiedlichen Zeitpunkten gemessen wurden, mussten diese in eine inhaltlich und strukturell vergleichbare Form gebracht werden.

Hinsichtlich ihres **Alters** vor Behandlungsbeginn wurden die Patienten in vier verschiedene Altersklassen gruppiert: 0 bis 19 Jahre, 20 bis 39 Jahre, 40 bis 59 Jahre und 60 Jahre und älter.

Eine genaue Einteilung der Patienten nach ihrem **Kopfschmerztyp** war nicht möglich, da die entsprechenden Daten in der Regel nicht erhoben wurden, insbesondere nicht bei den diagnoseübergreifenden Beobachtungsstudien.

Die **Erkrankungsdauer** wurde zur Auswertung mit einbezogen. Sie wurde zum direkten Vergleich in Jahren angegeben. Die entsprechenden Daten sind nur in drei Studien erhoben worden.

Der allgemeine Gesundheitszustand der Patienten wurde in den Studien entweder direkt erfragt oder im Rahmen validierter Fragebögen erhoben. Die direkte Erhebung erfolgte meist in Formulierungen wie „Ganz allgemein, wie würden Sie Ihre Gesundheit einschätzen?". Eine ähnliche Frage findet sich als erstes Item im MOS-SF-36 (Medical Outcome Study Health Surveys-Short Form-36 Items), Fragebogen zur gesundheitsbezogenen Lebensqualität: „Wie würden Sie Ihren Gesundheitszustand im Allgemeinen beschreiben?" Eine ähnliche Frage „ Würden Sie sagen, dass Ihr allgemeiner Gesundheitszustand (…) ist?", findet sich als erstes Item im CDC-HRQOL-14 (Center for Disease Control and Prevention-Fragebogen zur health-related quality of life-14 Items). Diese Fragen wurden als Äquivalent erachtet und einander zugeordnet.

Der Stärke der Kopfschmerzen der Patienten wurde in den Studien entweder direkt erfragt oder im Rahmen validierter Fragebögen erhoben. Die direkte Erhebung erfolgte meist in Formulierungen wie „Wie stark sind Ihre Schmerzen zum jetzigen Zeitpunkt?". Eine ähnliche Frage findet sich als siebtes Item im MOS-SF-36 Fragebogen zur gesundheitsbezogenen Lebensqualität: „Wie stark waren Ihre Schmerzen in den vergangenen vier Wochen?". Beide Fragen wurden als gleichwertig erachtet und einander zugeordnet.

Die Beeinträchtigung des Alltags der Patienten wurde in den Studien ebenfalls entweder direkt erfragt oder im Rahmen validierter Fragebögen erhoben. Die direkte Erhebung erfolgte meist in Formulierungen wie „Wie stark beeinträchtigt Sie Ihre Erkrankung?". Eine ähnliche Frage findet sich als achtes Item im MOS-SF-36 Fragebogen zur gesundheitsbezogenen Lebensqualität: „Inwieweit haben die Schmerzen Sie in den vergangenen 4 Wochen bei der Ausübung Ihrer Alltagstätigkeit zu Hause und im Beruf behindert?". Beide Fragen wurden als vergleichbar erachtet und einander zugeordnet.

Die Schwere der Erkrankung der Patienten wurde in den Studien ebenfalls direkt erfragt. Die direkte Erhebung erfolgte meist in Formulierungen wie „Wie schätzen Sie die Schwere Ihrer Erkrankung ein?". Diese Formulierungen konnten als gleichwertig gesehen werden und konnten einander zugeordnet werden.

Begleiterkrankungen wurden zu Krankheitsgruppen zusammengefasst. Als Grundlage der Zuordnung zu den einzelnen Gruppen wurde der ICD-9, der FBL-G (Freiburger Beschwerdeliste) und eine, eigens einem Fragebogen von Anelli zugeordneten Beschwerdeliste, miteinander in ein Verhältnis gesetzt. Der ICD-9 besteht aus 17 Hauptskalen mit 999 Items und einer Zusatzklassifikation. Bei dem FBL-G handelt es sich um 78 Items, in 11 Skalen eingeteilt, die einen Überblick über körperliche Beschwerden, psychovegetative Syndrome und somatoforme Störungen geben. In der, dem Fragebogen von Anelli zugeordneten Beschwerdeliste, finden sich 44 Items, die jeweils einer Krankheitsgruppe wie zum Beispiel „ Hals-Nasen-Ohren (z. B. Sinusitis)" zugeordnet wurden.

Die 999 Items beziehungsweise 17 Hauptskalen des ICD-9 wurden den 44 Items der Beschwerdeliste nach Beschwerdegruppen zugeordnet. Diese wurden wiederum den 78 Items des FBL-G zugeordnet. Somit konnte eine Vergleichbarkeit der Krankheitsgruppen gewährleistet werden.

Die Verwendung der FPI (Freiburger Persönlichkeits-Inventar) wurde nicht weiter verfolgt, da es keine Äquivalenz gab und somit keine Zuordnungen zu anderen Studien möglich waren.

Um eine numerische Vergleichbarkeit der verschiedenen Skalen zu erreichen, wurden alle Antworten nach der folgenden Formel auf eine 100er-Skala transformiert, in der 0 für „schlechtestes mögliches Befinden" und 100 für „bestes mögliches Befinden" steht.

$$y = 100 \frac{(x - x_{min})}{(x_{max} - x_{min})} \qquad (1)$$

wobei y für den reskalierten Wert, x für den Originalwert, x_{min} für den kleinstmöglichen und x_{max} für den größtmöglichen Wert in der Originalskala steht.

3.5 Statistik

Alle Originaldaten wurden zunächst innerhalb des statistischen Programmpakets SAS (SAS Inc, Cary NC, USA) zusammengefügt und deskriptiv statistisch ausgewertet. Bei ordinal oder stetig skalierten Daten wurden dabei Mittelwerte, Standardabweichungen, Extrema (Minimum und Maximum) sowie Mediane und untere und obere Quartile der Verteilung berechnet. Der Median ist der Wert einer Verteilung, unter dem die Hälfte (50 Prozent) aller Werte liegen – und demzufolge auch 50 Prozent aller Werte darüber. Unteres und oberes Quartil einer Verteilung sind dadurch gekennzeichnet, dass 25 Prozent (75 Prozent) aller Werte unter dem Quartil und 75 Prozent (25) darüber liegen. Graphisch wurden diese Werte in Form von Boxplots zusammengefasst, die Extreme, Quartile und Mediane einer Verteilung zeigen.

Um statistisch zu testen, ob es vor Behandlungsbeginn Unterschiede zwischen den Patienten aus Beobachtungsstudien und RCTs gibt, wurde an die Daten jeweils ein invariantes Split-Plot-ANOVA-Modell angelegt, in dem der Studientyp als Whole-Plot-Faktor und die Studienidentifikation als Subplotfaktor verwendet wurden. Der statistische Test beruhte dann auf einem geeigneten F-Test innerhalb des Modells.

Die statistischen Tests, ob es Gruppenunterschiede zwischen Beobachtungsstudien und RCTs hinsichtlich der Veränderung der Zielparameter gibt, beruhten auf ähnlichen Split-Plot-Modellen, wobei neben dem Studientyp und der Studienidentifikation zusätzlich noch der jeweilige Baselinewert des Parameters als lineare Kovariable in das Modell einging (Split-Plot-ANCOVA).

3.6 Studienübersicht

3.6.1 Eingeschlossene Studien

Insgesamt konnten die Originaldaten von zwei RCTs und fünf unkontrollierten Beobachtungsstudien in die Analyse einbezogen werden. Insgesamt lagen die Daten von 953 Kopfschmerzpatienten vor, davon 93 in RCTs und 860 in Beobachtungsstudien. Eine Studie mit 169 Patienten war als Querschnittsstudie angelegt und kann daher nicht als eigentliche Beobachtungsstudie gewertet werden. Zu weiteren Details siehe Tabelle 4.

Tabelle 4 : Studienübersicht

Tabelle 5		Setting	Anzahl Patienten	Kopfschmerzart	Beobachtungsdauer
Studientyp	Studie				
Querschnitt-Studie	Wassenhoven-Ives (Wassenhoven 2004)	Multizentrisch, niedergelassene Praxen	169	Chronische SKS und Migräne	
	Gesamt		169		
Outcome-Studie	Studie				
	Anelli (Anelli 2002)	Multizentrisch, niedergelassenen Praxen	131	Chronische SKS und Migräne	6 Monate
	Güthlin (Güthlin 2000)	Multizentrisch niedergelassenen Praxen	99	Chronische SKS und Migräne	4 Jahre
	Muscari (Muscari 2001)	Multizentrisch niedergelassene Praxen	53	Chronische SKS und Migräne	4-6 Monate
	Steinsbekk (Steinsbekk 2005)	multizentrisch, niedergelassene Praxen	35	Chronische SKS und Migräne	18 Monate
	Witt (Witt 2005)	multizentrisch, niedergelassene Praxen	542	Chronische SKS und Migräne	24 Monate
	Gesamt		860		
RCT*	Studie				
	Walach (Walach 1997)	Monozentrisch, niedergelassene Praxis	61	Chronische SKS	18 Wochen
	Whitmarsh (Whitmarsh 1997)	Monozentrisch, Krankenhausambulanz	32	Migräne	16 Wochen
	Gesamt		93		

*bei RCTs nur Patienten der Verumgruppe

3.6.1.1 *Der RCT von Whitmarsh*

Ziel der Studie war es, die Wirksamkeit homöopathischer Mittel bei der Migräneprophylaxe nachzuweisen. Es handelte sich dabei um eine doppelblinde, placebokontrollierte Studie, an der 63 Patienten teilnahmen. Diese Studie (Whitmarsh 1997) wurde monozentrisch an einer auf Migräne spezialisierten Klinik in Schottland durchgeführt.

Eingeschlossen wurden Patienten im Alter von 18 bis 60 Jahren, die seit mindestens seit zwei Jahren an Migräne mit und ohne Aura litten, wobei in den letzten drei Monaten vor Studienbeginn mindestens zwei bis acht Attacken pro Monat aufgetreten sein mussten. Patienten mit anderen Schmerzsymptomatiken wurden ausgeschlossen.

In der homöopathischen Anamnese wählte der einzige behandelnde Homöopath der Studie das individuell passende Arzneimittel aus einer Liste von 11 verfügbaren Mitteln aus. Patienten, die zu keinem dieser 11 Arzneimittel passten, wurden aus der Studie ausgeschlossen. Alle homöopathischen Arzneien wurden in der Potenz C30 zweimal wöchentlich über den gesamten Beobachtungszeitraum von 3 Monaten verabreicht.

In der Placebogruppe konnte die Häufigkeit der Migräneattacken innerhalb von 4 Monaten von durchschnittlich 4,3 auf 3,6 Attacken pro Monat gesenkt werden (-16 Prozent), in der Verumgruppe von 3,1 auf 2,5 Attacken pro Monat (-19 Prozent). Dieser Gruppenunterschied war statistisch nicht signifikant (p=0,83, ungepaarter t-Test). Ebenso konnte auch für andere Zielkriterien kein statistisch signifikanter Gruppenunterschied gefunden werden.

Die Autoren schließen aus den Ergebnissen, dass sie die Homöopathie nicht zur Migräneprophylaxe empfehlen können, weisen aber gleichzeitig darauf hin, dass dieses nicht bedeute, dass die Homöopathie ohne Effekte sei.

3.6.1.2 Der RCT von Walach

Ziel der 1997 durchgeführten Studie (Walach 1997) war der Wirksamkeitsnachweis einer individualisierten homöopathischen Behandlung bei Patienten mit chronischer Migräne oder Spannungskopfschmerzen. Die Studie wurde als randomisierte, placebokontrollierte Studie durchgeführt, sowohl Patienten als auch die behandelnden Ärzte waren verblindet.

98 von 249 verfügbaren Patienten wurden in die Studie aufgenommen, falls sie seit mindestens einem Jahr mindestens einmal wöchentlich an Kopfschmerzen litten. Zudem mussten sie gewillt sein, sich an bestimmte homöopathisch geprägte Ernährungsrichtlinien zu halten, einschließlich des Verzichts auf Kaffee, Pfefferminze oder Kamille. Patienten mit zerebralen Traumata in den letzten vier Jahre vor Studienbeginn, akuten lebensbedrohenden Erkrankungen, Alkohol- und Medikamentenmissbrauch, Drogensucht, psychiatrischen Auffälligkeiten in der Anamnese, Schwangerschaft oder baldigem Kinderwunsch wurden ausgeschlossen.

Nach einer Baselinephase, in der alle Patienten nicht homöopathisch behandelt wurden, erfolgte eine zwölfwöchige Therapiephase, in der die Patienten mit individuell ausgesuchten homöopathischen Einzelmitteln behandelt wurden. Die Behandlung erfolgte von einem der 6 involvierten homöopathischen Ärzte, die in einer Münchner Gemeinschaftspraxis praktizierten. Die Ärzte waren in der Wahl der Arzneimittel und der verwendeten Potenzen völlig frei. In 229 Einzelverschreibungen verordneten sie insgesamt 25 verschiedene homöopathische Arzneimittel, meist in C-Potenzen.

61 Patienten bekamen ein homöopathisches Verum, die restlichen 37 Patienten erhielten ein Placebo. Während der letzten vier Wochen der Baselinephase und der letzten vier Wochen der Therapiephase mussten sie ein Schmerztagebuch ausfüllen, in der Häufigkeit und Intensität auf einer 100 mm VAS (visuellen Analogskala) auftretender Kopfschmerzen sowie eventuelle Begleitmedikationen festgehalten wurden.

Im Vergleich beider Zeiträume ging die Zahl der Kopfschmerztage in beiden Gruppen von 2-3 auf 1-2 Tage zurück. Die Kopfschmerzintensität verringerte sich mit -1.5mm in der Verumgruppe und -4.7mm in der Placebogruppe kaum, statisch nachweisbare Unterschiede gab es in keinem der Zielparameter.

Die Schlussfolgernd der Autoren besagt demnach, dass sich der Effekt homöopathischer Arzneien nach einer 12-wöchigen Behandlung in der untersuchten Population nicht von einem Placeboeffekt unterscheidet.

3.6.1.3 Die Beobachtungsstudie von Steinsbekk

Ziel dieser prospektiven, unkontrollierten, multizentrischen Beobachtungsstudie (Steinsbekk 2005) war es abzuschätzen, wie stark Patienten die Effekte einer homöopathischen Einzelmittelbehandlung einschätzen.

Zu diesem Zweck wurden von November 1996 bis Mai 1998 insgesamt 1.097 chronisch erkrankte Patienten rekrutiert (davon 18 mit nicht näher spezifizierten Kopfschmerzen und 35 mit Migräne), deren Lebensqualität deutlich eingeschränkt war und die sich bei einem von 80 ausgewählten Homöopathen in Norwegen in Behandlung begaben. Alle behandelnden Homöopathen waren Mitglied des Norske Homeopaters Landsforbund (NHL), einem Zusammenschluss von Therapeuten in Norwegen, der eine standardisierte medizinische Ausbildung (konventionell und homöopathisch) anbietet. Keiner der behandelnden Homöopathen hatte demzufolge einen medizinischen Hochschulabschluss.

Die Behandlung erfolgte nach den Regeln der klassischen Homöopathie, alle Behandler waren in der Wahl der Arznei, Potenz, Applikationsform und Dosierung völlig frei. Die häufigsten verordneten Arzneimittel waren Sulphur, Calcarea carbonicum, Natrium muriaticum und Pulsatilla. Über Potenz, Applikationsform, oder Dosierung ist nichts bekannt.

Vor Therapiebeginn und nach 6 Monaten wurden die Patienten gebeten, auf einer VAS einzuschätzen, wie stark die sie belastende Hauptbeschwerde ihr tägliches Leben beeinflusst (von 0 mm - „überhaupt nicht" bis 100 mm - „sehr stark"). Ebenso sollten sie ihr Wohlbefinden auf einer entsprechenden VAS (von 0 mm - sehr gut bis 100 mm - „sehr schlecht") einschätzen.

Letztendlich konnten lediglich 654 der 1.097 Patienten ausgewertet werden, die restlichen 443 Patienten sandten ihre Fragebögen nicht zurück. Von diesen 654 Patienten gaben 71 Prozent an, dass sich die Beeinträchtigung ihres täglichen Lebens um mindestens 10 mm VAS verbesserte. Bei 51 Prozent der Patienten stieg das Wohlbefinden um 10mm VAS oder mehr. Der Anteil der Patienten, die ein (nicht-homöopathisches) Medikament einnahmen, wurde innerhalb der 6 Monate von 39 Prozent auf 16 Prozent reduziert.

Die Autoren der Studie kommen zu dem Schluss, dass sieben von zehn Patienten, die in Norwegen einen Homöopathen konsultieren, eine relevante Verbesserung ihrer Beschwerden innerhalb von sechs Monaten erwarten können.

3.6.1.4 Die Beobachtungsstudie von Muscari

Ziel dieser prospektiven, unkontrollierten, multizentrischen Beobachtungsstudie (Muscari-Tomaioli 2001) war es herauszufinden, wie stark sich die Migräne und der chronische Spannungskopfschmerz sowie die Lebensqualität durch eine Behandlung unter Homöopathie verändern. Aus diesem Grund wurden im Zeitraum von Juni 1999 bis Dezember 2000 insgesamt 53 an Migräne und chronischem Spannungskopfschmerz erkrankte Patienten in diese Studie eingeschlossen, die eine reduzierte Lebensqualität aufwiesen und von 6 homöopathischen Ärzten aus Venedig und der Region der Lombardei behandelt wurden.

Alle Patienten erhielten ihr individuelles homöopathisches Arzneimittel. Der Homöopath wurde in der Wahl der passenden Arznei nicht durch eine vorher definierte Auswahlliste eingeschränkt.

Auch stand ihm die Wahl der Applikationsform und Dosierung frei. Jede Arznei wurde oberhalb C30 verordnet, d. h. in höherer „Verdünnung" als $1:100^{30}$. Jeder Behandler entschied je nach Symptombeschreibung, Klarheit der Aussage des Studienteilnehmers und seiner eigenen Erfahrung. Den Patienten wurde erlaubt, in Notfällen Schmerzmittel zu nehmen, aber keine anderen homöopathischen Mittel. Die häufigsten verordneten Mittel waren Natrium muriaticum, Staphysagria, Lycopodium, Lachesis, Nux vomica, Pulsatilla, Arsenicum album, Stramonium, Sepia und Ignatia. In 8 Fällen wurde die Arznei während der Behandlung gewechselt. Über die Dosierung und Darreichungsform ist nichts weiter bekannt.

Zu Therapiebeginn und nach 4 bis 6 Monaten wurden die Patienten gebeten, einen MOS-SF-36-Fragebogen auszufüllen, in der sie ihre gesundheitsbezogene Lebensqualität beurteilten (0 – sehr schlecht; 100 – sehr gut). Insgesamt konnten 44 der 53 Patienten ausgewertet werden. 6 Patienten wurden ausgeschlossen, da sie den Baseline-Fragebogen und den Follow-up-Fragebogen zur gleichen Zeit ausgefüllt hatten, eine Patientin wurde schwanger, ein Patient hatte die Fragebögen unzureichend ausgefüllt und ein Patient war gemäß den Einschlusskriterien zu jung und musste ebenfalls aus der Studie ausgeschlossen werden. Von 44 Patienten gaben 69,8 Prozent eine Verbesserung ihres allgemeinen Gesundheitszustands an, 63,6 Prozent verzeichneten eine Verbesserung des Schmerzes während der Behandlung.

Die Autoren dieser Studie kommen zu dem Schluss, dass es keinen Zweifel an der Verbesserung der Lebensqualität in dieser Studie gebe, selbst wenn nicht alle Patienten die Fragebögen korrekt ausgefüllt hätten.

3.6.1.5 Die Beobachtungsstudie von Anelli

Das Ziel dieser multizentrischen Beobachtungsstudie (Anelli 2002) war es herauszufinden, inwieweit Patienten mit chronischen Erkrankungen von einer homöopathischen Behandlung profitieren können. Hier steht die Frage nach der Veränderung der Lebensqualität und der Veränderung der Erkrankung im

Vordergrund, aber auch die Hintergrundinformation, die Patienten zur Homöopathie haben, wurde mit berücksichtigt. Dazu wurden im Zeitraum von Oktober bis Mai 1999 aus insgesamt sechs europäischen Ländern (Belgien, Italien, Frankreich, Portugal, Spanien und der Schweiz) 1.025 chronisch erkrankte Patienten rekrutiert (davon 131 mit Migräne oder nicht näher spezifizierten Kopfschmerzen), die von 115 homöopathischen Ärzten behandelt wurden. Die behandelnden homöopathischen Ärzte wurden über die Liga Medicorium Homeopathica Internationalis (LMHI), einem internationalen Zusammenschluss klassisch arbeitender Homöopathen, in den jeweiligen Ländern kontaktiert. Voraussetzung an der Teilnahme der Studie war eine praktische Erfahrung in Homöopathie in den letzten 5 Jahren.

Die Behandlung erfolgte nach den Regeln der klassischen Homöopathie, alle Behandler waren in der Wahl der Arznei, Potenz, Applikationsform und Dosierung völlig frei. Detailliertere Angaben sind nicht verfügbar.

In der Baselinephase und nach weiteren 6 Monaten wurden die Patienten gebeten, Auskunft über ihre Erkrankungen, die vorherige medizinische Betreuung (konventionelle und komplementärmedizinisch Behandlungen), ihre Arzt-Patient-Beziehung, jetzige homöopathische Behandlung und Kosten sowie ihren Gesundheitszustand zu geben. Zur Erfassung des Gesundheitszustandes wurden in den Fragebögen ausgewählte Fragen aus dem MOS-SF-36 (Fragen zum allgemeinen Befinden, der Beschwerdestärke und der körperlichen Verfassung) sowie aus dem Duke Health Profile (Fragen zur mentalen Verfassung) verwendet.

Letztendlich konnten nur 414 der 1.025 Patienten ausgewertet werden, denn von den 115 homöopathischen Ärzten sendeten nur 73 den Follow-up-Fragebogen zurück.

Von den 414 Patienten gaben 82,8 Prozent an, eine konventionelle Therapie vor der homöopathischen Behandlung in Anspruch genommen zu haben. Der Gesundheitszustand verbesserte sich nicht klinisch relevant bis auf die Diagnosen (auf den QoL-Skalen) Allergien (Verbesserung um 7,9 Prozent),

Allgemeinerkrankungen (Verbesserung um 10,1 Prozent) und Magen-Darm-Erkrankungen (Verbesserung um 8,1 Prozent).

Die Autoren der Studie sehen ein positives Ergebnis in der Veränderung der Lebensqualität durch eine homöopathische Behandlung, obwohl die klinische Relevanz nicht nachweislich ist. Sie sprechen sich für eine Wiederholung aus, die sich aber über einen längeren Zeitraum erstrecken sollte, da sie vermuten, dass die Veränderung der Lebensqualität dann relevant sein könnte.

3.6.1.6 Die Beobachtungsstudie von Güthlin

Ziel dieser prospektiven, unkontrollierten, multizentrischen Beobachtungsstudie (Güthlin/ Walach 2000) war es, die Effekte der Homöopathie und der Akupunktur anhand der Veränderung der Erkrankung, der Lebensqualität und dem, mit der Erkrankung verbundenen Arbeitsausfall zu bewerten.

In der Zeit von 1995 bis 1998 wurden zu diesem Zweck 6.225 Patienten rekrutiert. Insgesamt wurden 5.292 Patienten mit Akupunktur und 933 Patienten homöopathisch behandelt (davon 99 Patienten mit Migräne und Kopfschmerz). Von den 6.225 Patienten wurden 53 Patienten sowohl mit Akupunktur als auch unter Homöopathie behandelt. Einen Qualitätsnachweis über die Ausbildung zum Homöopathen gemäß dem Standard des Deutschen Zentralvereins homöopathischer Ärzte (DZVhÄ) mussten die Behandler, allesamt Ärzte, erbringen.

Die Behandlung erfolgte nach dem Standard des Deutschen Zentralvereins homöopathischer Ärzte, alle Behandler waren in der Wahl der Arznei, Potenz, Applikationsform und Dosierung völlig frei.

Vor Behandlungsbeginn sowie fortlaufend alle 6 Monate wurden die Patienten gebeten, über ihre gesundheitsbezogene Lebensqualität in Form des MOS-SF-36 Auskunft zu geben. Es wurde nach der Wirksamkeit der derzeitigen Therapie, nach der Zufriedenheit mit der Therapie (auf einer 5-Punkte-Skala) sowie nach Nebenwirkungen gefragt.

Des Weiteren sollten die Ärzte den Behandlungsverlauf anhand einer 7-Punkte-Skala (-3 = sehr viel schlechter bis +3 = sehr viel verbessert, geheilt) einschätzen. Lediglich 515 der 933 unter Homöopathie behandelten Patienten konnten ausgewertet werden, die restlichen 418 Patienten sandten den Fragebogen nicht zurück. 39 Prozent der Befragten fühlten sich sehr viel besser, 36 Prozent schätzten die Behandlung erfolgreich ein, 47 Prozent als teilweise erfolgreich. Bei 4 Prozent der Patienten traten Nebenwirkungen bzw. Erstverschlimmerungen auf. Die Lebensqualität hat sich von 10 auf 20 Punkte auf einer 100 Prozent-Skala verbessert. Die therapeutischen Effekte zeigten auf der zuvor erwähnten 7-Punkt-Bewertungsskala, die von den behandelnden Ärzten genutzt wurde, eine Verbesserung um 0,95 (SD=0,7).

Die Autoren kommen zum Schluss, dass die Dauer der Studie einen entscheidenden Faktor für den Erfolg einer homöopathischen Behandlung darstellt. Nach 6 Monaten verbesserte sich bei 21 Prozent der Patienten die physische Belastbarkeit, und bei 13 Prozent der allgemeine Gesundheitszustand. Insgesamt konnte eine Verbesserung der Erkrankung in einer Selbsteinschätzung auf einer 5-Punkte-Skala (+2 bis -2) bei 77 Prozent der homöopathisch behandelten Patienten festgestellt werden.

3.6.1.7 Die Beobachtungsstudie von Witt

Ziel dieser prospektiven, multizentrischen Beobachtungsstudie (Witt 2005) war es herauszufinden, warum und mit welchen Beschwerden Patienten eine homöopathische Behandlung anstreben und welchen Einfluss die Behandlung auf die Lebensqualität hat.

Dafür wurden in der Zeit von September 1997 bis Dezember 1999 insgesamt 3.981 Patienten (2.851 Erwachsene und 1.130 Kinder) eingeschlossen (davon 542 mit Migräne und weiteren primären Kopfschmerzarten). Als Einschlusskriterium wurde ein Alter über 1 Jahr definiert.

Des Weiteren mussten sich die Patienten bei einem der 103 ausgewählten homöopathischen Ärzte aus Deutschland und der Schweiz vorstellen, die sie dann behandelten. Die homöopathischen Ärzte wurden über den DZVhÄ rekrutiert. Die Behandlung erfolgte nach dem Standard des DZVhÄ, alle Behandler waren in der Wahl der Arznei, Potenz, Applikationsform und Dosierung völlig frei. Potenz, Applikationsform und Dosierung wurden bei jedem Patienten vermerkt. Eine der häufigsten Potenzen, die verordnet wurden, war die C200 (Becker-Witt 2004) gefolgt von der C1.000, C10.000 und der C30.

Bei 97 Prozent der Patienten wurde eine chronische Erkrankung diagnostiziert. Vor Therapiebeginn und nach 3, 12 und 24 Monaten waren die Patienten angehalten, auf einer numerischen Ratingskala (NRS) das Ausmaß ihrer Hauptbeschwerde (0 = sehr gut; 10 = sehr schlecht) und über den MOS-SF-36 ihre aktuelle Lebensqualität einzuschätzen.

Nach 12-monatiger Therapie sank die mittlere Beschwerdestärke bei Erwachsenen durchschnittlich von 6,2 auf 3,3 Punkte (nach 24 Monaten auf 3,0 Punkte) und bei Kindern von 6,1 auf 2,5 Punkte (nach 24 Monaten auf 2,2 Punkte). Bei 25,7 Prozent der Patienten war die Hauptbeschwerde nach 24 Monaten verschwunden. Die durchschnittliche Effektgröße (mittlere Veränderung der Beschwerdestärke dividiert durch die Standardabweichung der Beschwerdestärke zu Studienbeginn) (Witt 2005) betrug 1,6 für Erwachsene und 2,0 für Kinder. Die größten Effekte wurden bei chronischen Infektionen beobachtet, die kleinsten bei kardiovaskulären Erkrankungen. Eine Verbesserung der Lebensqualität konnte bei Erwachsenen (mentale Verbesserung p=0,37, physische Verbesserung p=0,48) und bei kleinen Kinder im Alter von 1 bis 6 Jahren (p<0,001) beobachtet werden. Bei Schulkindern und Jugendlichen hingegen konnten keine Änderungen gesehen werden.

Die Autoren stellten fest, dass sich die Lebensqualität signifikant verbessert hat. Insgesamt waren die Ergebnisse bei Kindern besser als bei Erwachsenen. Dabei sei zu berücksichtigen, dass die Krankheitsdauer bei Kindern kürzer als bei Erwachsenen sei und dass eine kürzere Krankheitsdauer vermutlich generell mit einem größeren Effekt einhergehe.

3.6.1.8 Die Querschnittstudie von Wassenhoven/Ives

Ziel dieser Querschnittstudie (Wassenhoven 2004) war es, Daten über den homöopathischen Praxisalltag wie Häufigkeit, Dauer, Ergebnis und Kosten der Behandlung in Erfahrung zu bringen.

Zu diesem Zweck wurden 782 chronisch erkrankte Patienten rekrutiert (davon 169 mit Migräne und nicht weiter klassifizierten Kopfschmerzen), die durch ihre Erkrankung in ihrer Lebensqualität stark beeinflusst waren und von 80 homöopathischen Ärzten behandelt wurden. Die behandelnden Homöopathen waren Mitglied in der Unio Homoeopathica Belgica, einem Zusammenschluss von homöopathisch tätigen Ärzten, Veterinärmedizinern und Zahnärzten in Italien.

Die Behandlung erfolgte nach verschiedenen Strategien, basierte aber überwiegend auf der klassischen Homöopathie (68 Prozent aller Behandlungen). Alle Ärzte waren in der Wahl der Arznei, Potenz, Applikationsform und Dosierung völlig frei. Zu 62,8 Prozent erfolgte eine Einzelmittelbehandlung, bei 17,9 Prozent wurden zwei Mittel verabreicht, die restlichen Patienten bekamen bis zu 7 verschiedenen Mittel verabreicht. 59 Prozent der Patienten bekam eine einmalige Gabe. Die häufigsten verordneten Mittel waren Lycopodium, Sulphur, Pulsatilla, Phosphorus, Silicea, Sepia, Calcarea carbonica, Natrium muriaticum, Arsenicum album.

Die Patienten wurden gebeten, auf einer bipolaren 9-Punkte-Skala die Wirksamkeit (-4 = sehr schlechte Wirkung, + 4 = sehr gute Wirkung) und auf einer 10-Punkte-Skala die Zufriedenheit mit der homöopathischen Behandlung (1 = nicht zufrieden, 10 = sehr zufrieden) sowie auf einer 4-Punkte-Skala (0= kein Problem, 3= starkes Problem) die Stärke der Hauptbeschwerde einzuschätzen. Die Homöopathen wurden gebeten, die Diagnosen zu notieren und die Fragebögen der Patienten zurückzusenden.

782 Patientenfragebögen konnten ausgewertet werden: Durch konventionelle Behandlung in der Vergangenheit hatten 32 Prozent der Patienten keine Veränderung, nur 13 Prozent eine Verbesserung und 55,6 Prozent der Patienten eine Verschlechterung der körperlichen Verfassung (-1 bis -4 auf der Rating-Skala), dagegen berichteten 89,2 Prozent der Patienten unter homöopathischer Behandlung von einer Verbesserung (+1 bis +4 auf der Rating-Skala), 2,3 Prozent von einer Verschlechterung und 8,5 Prozent von keiner Veränderung der körperlichen Verfassung. Die Mehrheit der Patienten (95 Prozent) war sehr zufrieden mit der Behandlung. Lediglich 2,4 Prozent hielten die homöopathische Behandlung für wirkungslos. Wurden 208 Patienten vor Beginn der Studie noch konventionell medikamentös behandelt, konnten 52 Prozent der 208 Patienten diese Medikation absetzen. Über erneute konventionelle Medikation in dieser Studie gibt es keine weiteren Aussagen. Diese Ergebnisse konnten in den Fragebögen der Ärzte bestätigt werden.

Die Autoren kommen zum Schluss, dass die Patienten mit ihrer homöopathischen Behandlung sehr zufrieden sind, und dass sowohl die Patienten als auch die Behandler signifikante Verbesserungen der physischen und psychischen Symptomatik verzeichneten. Dabei seien die Kosten der homöopathischen Behandlung signifikant geringer im Vergleich zur konventionellen Behandlung, da die Verschreibungen von konventionellen Medikamenten bei den homöopathischen Ärzten im Vergleich zu ihren konventionell arbeitenden Kollegen nur ein Drittel ausmachte.

3.6.2 Ausgeschlossene Studien

3.6.2.1 Der RCT von Brigo

Ziel dieser doppelblinden, placebokontrollierte Studie (Brigo 1991) war es, die therapeutische Wirksamkeit einer homöopathischen Einzelmittelbehandlung bei

Migräne sowie die therapeutische Wirksamkeit homöopathischer Hochpotenzen zu beweisen. 60 Personen wurden eingeschlossen. Eine Differenzierung in eine Migräne mit oder ohne Aura erfolgte nicht. Die Studie fand monozentrisch in einer Ambulanz Verona/Italien statt.

Eingeschlossen wurden Patienten im Alter von 12 bis 70 Jahren. Bei 56 der 60 Patienten (93,3 Prozent) zeigte sich in der Familienanamnese, dass Migräne bei mehreren Familienmitgliedern auftrat. Als weiteres Einschlusskriterium galt, dass die Migräneform der Patienten zu den vorab acht ausgewählten homöopathischen Mitteln passen musste. Wurde bei einem Patienten ein Simile gefunden, was in der Auswahl der acht Mittel vorhanden war, wurde der Patient in die Studie eingeschlossen. Die Diagnose wurde nach folgenden Parametern gestellt, die auch zugleich die Einschlusskriterien darstellten: die Patienten sollten seit mindestens zwei Jahren an Migräne mit mindestens zwei Attacken pro Monat leiden. Auch die attacken-freien Intervalle, Begleitsymptome und der Verlauf der Migräneattacken wurden betrachtet, um eine eindeutige Diagnose zu stellen. Es durften keine weiteren klinischen Befunde vorliegen.

In der homöopathischen Anamnese wurde das individuell passende Arzneimittel aus einer Liste von 8 verfügbaren Mitteln ausgesucht. Dabei handelte es sich um Belladonna, Cyclamen, Gelsemium, Ignatia, Lachesis, Natrium muriaticum, Silicea und Sulphur. Danach wurden jeweils 30 Patienten in die Verumgruppe und die Placebogruppe randomisiert. Alle homöopathischen Mittel wurden in der Potenz C30 verabreicht, die Behandlung (mit Verum oder Placebo) erfolgte insgesamt viermal im Abstand von zwei Wochen. Aus der Verumgruppe erhielten 20 Patienten zwei Verschreibungen, die restlichen 10 nur eine Verschreibung. Die Behandlung erfolgte durch einen Arzt. Einzelheiten zum Behandler sind nicht weiter bekannt.

In der Verumgruppe konnte die Anzahl von 10 Migräneattacken im Monat nach 2 Monaten auf 3,0 und nach weiteren 2 Monaten auf 1,8 Attacken im Monat gesenkt werden (p=0,001).

Im Vergleich dazu konnte die Attackenfrequenz in der Placebogruppe von 9,9 Migräneattacken nach 2 Monaten auf 7,9 Attacken gesenkt werden. Nach weiteren zwei Monaten blieb das Ergebnis bei 7,9 Attacken pro Monat (p=0,04). Die p-Werte geben die Veränderung innerhalb der Gruppe wieder. Ähnliche Ergebnisse fanden sich bei der Gesamtdauer der Migräneattacken. Im Vergleich war die Behandlung bei 2 Patienten (6,7 Prozent) der Placebo-Gruppe und bei 14 Patienten (46,7 Prozent) in der Verumgruppe sehr erfolgreich.

Die Autoren kommen zum Schluss, dass diese Studie eine echte Wirkung der Homöopathie aufzeigt.

3.6.2.2 Der RCT von Straumsheim

Ziel dieser Studie (Straumsheim 2000) war es, die Wirksamkeit von homöopathischen Mitteln bei einer Migräneprophylaxe nachzuweisen. Hier handelte es sich um eine doppelblinde, placebokontrollierte Studie, an der 73 Patienten teilnahmen. Die Studie wurde monozentrisch am St. Hansenhausen Medical Centre in Oslo/Norwegen durchgeführt.

Eingeschlossen wurden Patienten im Alter von 18 bis 65 Jahren, bei denen durch einen Neurologen nach der Klassifikation der Internationalen Kopfschmerzgesellschaft (The International Classification of Headache Disorders 2004) eine Migräne diagnostiziert wurde. Weitere Einschlusskriterien waren eine Erkrankungsdauer von mindestens einem Jahr sowie eine Anfallfrequenz von 2 bis 4 Attacken pro Monat in den letzten sechs Monaten. Patienten mit medikamentöser Therapie zur Migräneprophylaxe, Hypertonie und Benzodiazepin- und Hormonpräparateinnahmen wurden ausgeschlossen.

Nach einer Baselinephase von 1 Monat wurde in einer homöopathischen Anamnese durch einen behandelnden Homöopathen der Studie das individuell passende Verum gewählt. Angaben zur medizinischen und homöopathischen Ausbildung des Homöopathen gibt es nicht. Potenz und Dosis des homöopathischen Mittels wurden individuell festgelegt, beschränkte sich aber auf eine Auswahl von 60 verschiedenen homöopathischen Mitteln in den jeweiligen Potenzen D30, D200 und 1M (C1.000). Die am häufigsten verordneten Arzneimittel waren Natrium muriaticum, Ignatia, Carcinosinum, Sepia, Aurum metallicum, Sulphur und Pulsatilla.

68 Patienten konnten ausgewertet werden. Die Schmerzintensität, gemessen in einer 100mm VAS, hat sich um 54 Prozent in der Verumgruppe und um 42 Prozent in der Placebogruppe verringert, ein Unterschied der statistisch nicht signifikant war (p=0,08). Die Frequenz der Attacken verringerte sich in der Verumgruppe um 60 Prozent, um 42 Prozent in der Placebogruppe.

Die Autoren kommen zu dem Schluss, dass es keine signifikante Differenz zwischen der Verum- und der Placebogruppe gibt, weisen aber darauf hin, dass die Homöopathie bei der Migränebehandlung dennoch Wirkung haben könnte. Sie denken, dass es schwierig sei, die Grundsätze der Homöopathie in eine kontrollierte klinische Studie einzubringen. Die homöopathische Methode der Befragung, der Anleitung des Patienten und der daraus resultierenden Aufmerksamkeit sowie die Arzt-Patient-Beziehung könnte letztlich dieses Ergebnis der Studie erklären.

3.6.2.3 Die Beobachtungsstudie von Treuherz

Ziel dieser unkontrollierten, monozentrischen Beobachtungsstudie (Treuherz 2000) war es, die Wirksamkeit der Homöopathie bei chronischen Erkrankungen in der täglichen Praxis abzuschätzen. Hierzu gehörten auch neurologische Erkrankungen wie Migräne und Kopfschmerzen in nicht näher klassifizierter Form.

In der Zeit von November 1993 bis März 1998 wurden zu dem Zweck 627 Patienten aller Altersgruppen und mit verschiedenen Diagnosen gemäß des READ Codes rekrutiert und vom Autor behandelt. Dieser ist ausgebildet am College for Homoeopathy (MCH) in London und Mitglied in der Society of Homoeopaths (RSHom). Die Behandlung erfolgte nach den Regeln der klassischen Homöopathie,

Potenz, Dosis und Darreichungsform wurden während der Studie für jeden Patienten vermerkt.

Die Patienten wurden gebeten, auf einer 9-Punkt-Skala (Reilly 2003) (Glasgow Homoeopathic Hospital Outcome Score [GHHOS] +4 extreme Verbesserung, geheilt; -4 extreme Verschlechterung) den Therapieerfolg der homöopathischen Behandlung einschätzen.

Letztlich konnten nur 500 Patienten ausgewertet werden. 152 Patienten (30,4 Prozent) betrachteten sich als geheilt, 131 (26,2 Prozent) fühlen eine deutliche, 54 (10,8 Prozent) eine annehmbare Verbesserung.

Der Autor kommt zum Schluss, dass die homöopathische Behandlung in 7 von 10 Fällen eine Verbesserung bewirkt.

3.6.2.4 Die Beobachtungsstudie von Clover

Ziel dieser monozentrischen, unkontrollierten Beobachtungsstudie (Clover 2000) war es, den Erfolg der homöopathischen Behandlung für den Patienten mit unterschiedlichen Diagnosen einzuschätzen.

Die Erkrankungen wurden in 13 verschiedene Diagnosegruppen eingeteilt. 1997 wurden zu diesem Zweck 1.000 neue und 2.500 schon in Behandlung befindliche Patienten aller Altersgruppen rekrutiert. Die Behandlung erfolgte im Tunbridge Wells Homeopathic Hospital, eines von 5 Krankenhäusern in Großbritannien, die Homöopathie als Schwerpunkt anbieten. Die Anzahl der Behandler sowie die Art der Behandlung (Potenz, Dosis, Darreichungsform) sind nicht bekannt.

1.372 Patienten konnten ausgewertet werden. Die Patienten sollten nach eigener Einschätzung die Veränderung nach der homöopathischen Behandlung auf einer 7-Punkt-Ratingskala (GHHOS) dokumentieren (+3= sehr viel besser; -3=viel schlechter). 74 Prozent der Patienten bewerteten den Behandlungserfolg positiv (Scores +1 bis +3). 55 Prozent gaben sogar eine mäßige bis starke Verbesserung an

(Scores +2 und +3). Die stärksten Verbesserungen haben Patienten mit dermatologischen und muskulo-skeletalen Beschwerden sowie Tumorerkrankungen.

Die Autoren kommen zum Schluss, dass mehr als zwei Drittel der Patienten von der homöopathischen Behandlung profitieren.

3.6.2.5 Die Beobachtungsstudie von Richardson

Ziel dieser monozentrischen unkontrollierten Beobachtungsstudie (Richardson 2001) war es einzuschätzen, ob eine homöopathische Behandlung die konventionelle Medikation reduzieren kann.

Eingeschlossen wurden unter anderem Patienten mit muskulo-skeletalen Beschwerden und dermatologischen und neurologischen Erkrankungen. Hierbei wird die Migräne eingeschlossen, da sie zu den neurologischen Erkrankungen zählt.

Aus diesem Grund wurden in der Zeit von Juni 1999 bis Mai 2000 insgesamt 721 Patienten rekrutiert, die noch keine Behandlung am Liverpool Regional Department of Homoeopathic Medicine erfahren hatten. Die Klinik steht in direkter Nachfolge des Hahnemanns Hospitals. Patienten aller Altersgruppen und beiderlei Geschlechts wurden eingeschlossen. Ausgeschlossen wurden Krebspatienten und solche, die mehr als 20mal eine homöopathische Behandlung in Anspruch genommen hatten. Über die Anzahl der Behandler, deren Qualifikation und Behandlungsweisen (Potenz, Dosis, Applikationsformen) ist nichts bekannt. Die Studie wurde am Liverpool Regional Department of Homoeopathic Medicine durchgeführt. Dieses Krankenhaus ist eines der fünf homöopathisch behandelnden Krankenhäuser in Großbritannien.

Insgesamt wurden 1.098 Patienten ausgewertet. Die Patienten hatten während der Studiendauer von 12 Monaten, zusammen mit der Erstbeurteilung, mindestens drei Konsultationen. Über den gesamten Zeitraum sollten die Patienten über eine 9-Punkt-Skala (modifizierte GHHOS) die Wirksamkeit der homöopathischen Behandlung einschätzen (+4 = extreme Verbesserung, gesund; -4= extreme Verschlechterung).

814 Patienten nahmen zu Beginn der Studie Medikamente ein, von denen 424 (52 Prozent) diese Medikation reduzieren konnten. Von 53 Patienten mit Kopfschmerzen verbesserten sich 38 (71,7 Prozent) deutlich (Scores von +2 bis +4). Bei muskuloskeletalen Erkrankungen kam es bei 102 von 166 Patienten (61,4 Prozent) zu einer deutlichen Verbesserung (+2 und besser). Ähnliche Ergebnisse zeigten sich auch für andere Diagnosen, die geringsten Erfolgsraten wurden bei Psoriasis-Patienten beobachtet. Von 30 Patienten konnte bei 10 Patienten (33,3 Prozent) eine deutliche Verbesserung gesehen werden (+2 und besser).

Die Autoren kommen zum Schluss, dass die Ergebnisse der Studie positiv sind (424 von 814 Patienten konnten ihre konventionelle Medikation reduzieren). Die Patientenzahlen sind aber letztlich zu klein, um bei einzelnen Diagnosen eine sichere Aussage über die Wirkung der homöopathischen Behandlung treffen zu können.

3.6.2.6 Die Beobachtungsstudie von Goldstein

Ziel dieser multizentrischen unkontrollierten Beobachtungsstudie (Goldstein 1998) war es herauszufinden, in welchem allgemeinen Gesundheitszustand sich Patienten befinden, die die Homöopathie in Anspruch nehmen und in welchem Maße sich der Gesundheitszustand im Laufe der Behandlung ändert.

Aus diesem Grund wurden in der Zeit von Januar 1994 bis Juli 1995 insgesamt 104 Patienten im Alter von 22 bis 74 Jahren für diese Studie rekrutiert, die von neun niedergelassenen Homöopathen, vier von ihnen waren Ärzte, behandelt wurden. Die meisten Patienten hatten eine chronische Erkrankung, unter anderem respiratorische, gastrointestinale, muskulo-skelettale, dermatologische und neurologische Erkrankungen.

Zu Beginn der Therapie, vier Wochen später sowie nochmals vier Monate später wurden die Patienten gebeten, auf einer 3-Punkt-Skala („nicht fähig", „kein Unterschied", „fähig") die Einschränkungen in ihren normalen Tätigkeiten einzuordnen. Weiterhin sollten die Patienten auf einer 4-Punkt-Skala („viel besser",

„etwas besser", „keine Veränderung", „schlechter") ihre derzeitige Lebensqualität darstellen sowie auf einer 4-Punkt-Skala („schlecht", „recht gut", „sehr gut", „exzellent") ihren allgemeinen Gesundheitszustand dokumentieren. Die Behandlung erfolgte nach den Regeln der klassischen Homöopathie. Über die Dosis, Potenz und Darreichungsform ist nichts bekannt.

Insgesamt vollendeten 77 Patienten die Studie. 52 Patienten (59,1 Prozent) verzeichnen eine Verbesserung ihres allgemeinen Gesundheitszustandes. 30 Patienten (34,1 Prozent) fühlten sich sehr gut, 22 Patienten (25 Prozent) bezeichneten ihren allgemeinen Gesundheitszustand als exzellent, 23 Patienten hatten keine Veränderung und 13 Patienten (14,8 Prozent) beurteilten ihren allgemeinen Gesundheitszustand als schlechter. 70 Prozent der Patienten fühlten sich fähig wieder ihren normalen Tätigkeiten nachzugehen, wohingegen 4 Prozent meinten, sie sind überhaupt nicht dazu fähig.

Der Autor kommt zum Schluss, dass die homöopathische Behandlung durch die starken persönlichen Interaktionen zwischen Patient und Behandler sehr erfolgreich ist.

3.6.2.7 Die Beobachtungsstudie von Sevar

Ziel dieser monozentrischen, unkontrollierten Beobachtungsstudie (Sevar 2000) war es herauszufinden, ob eine homöopathische Behandlung für Menschen mit chronischen physischen und psychischen Erkrankungen eine Verbesserung bedeutet.

Zu diesem Zweck wurden in der Zeit vom Juni 1993 bis zum Dezember 1999 insgesamt 829 Patienten (davon 32 mit Migräne und 33 mit nicht näher spezifizierten Kopfschmerzen) im Alter von 3 Monaten bis 88 Jahren rekrutiert. Der Autor dieser Studie ist auch der Behandler und niedergelassener homöopathischer Arzt in eigener Praxis. Die Diagnosen wurden durch die Allgemeinärzte gestellt. Über die genaue Arbeitsweise des Autors ist nichts bekannt.

Zu Therapiebeginn und jeweils alle 6 Wochen wurde der Gesundheitszustand anhand des GGHOS (Reilly 2003) sowie anhand einer visuellen Analogskala (Verankerung: [krank]; [gesund]) eingeschätzt. Die VAS benutzte der Autor nicht vom Beginn der Studie.

503 Patienten (61 Prozent; +4 bis +2 des GGHOS) profitierten sehr von der homöopathische Behandlung, 6 Patienten (0,8 Prozent; -2 des GGHOS) fühlten sich schlechter und 233 Patienten (28 Prozent) beendeten die Studie nicht. Die Ergebnisse der VAS gehen einher mit den Ergebnissen des GGHOS. Für die VAS werden nur einzelne Patientenbeispiele angeführt. Die Behandlungsdauer betrug zwischen 6 Monaten (kürzeste Erkrankungsdauer) und 7 Jahren (längste Erkrankungsdauer). Einigen Patienten fiel es schwer, sich an den Zustand Gesundheit zu erinnern und sie hatten somit Probleme bei der Angabe auf der VAS.

Der Autor verweist darauf, dass die Ergebnisse der Studie vergleichbar sind mit denen vorangegangener Beobachtungsstudien. Er merkt an, dass Patienten unterstützt und geführt werden müssen, bis ein Effekt der homöopathischen Behandlung einsetzt. Ansonsten führe dies zu Doppelmedikationen (homöopathisches Arzneimittel und pharmazeutisches Medikament), die das Ergebnis beeinflussen können.

4 Ergebnisse

4.1 Demografische Daten

Die in dieser Arbeit untersuchten Studien haben sowohl Patienten mit Migräne als auch solche mit anderen Kopfschmerzarten (vom Spannungstyp und weitere nicht näher klassifizierte Kopfschmerzarten) eingeschlossen. Wie aufgrund epidemiologischen Daten zu erwarten war, wurden demzufolge auch in allen Studien deutlich mehr Frauen als Männer behandelt. Der höchste Männeranteil (fast 40 Prozent) fand sich in der Studie von Wassenhoven, der geringste in der Beobachtungsstudie von Muscari und im RCT von Whitmarsh (jeweils etwa 15 Prozent). In der Beobachtungsstudie von Steinsbekk fehlten die Angaben zum Geschlecht.

Innerhalb der untersuchten Beobachtungsstudien variierte das Geschlechterverhältnis zwischen 2,6:1 (Güthlin) und 3,9:1 (Muscari) und lag insgesamt bei 3,4:1 (Abbildung 2). In den beiden RCTs fanden sich Werte von 1,8:1 (Walach) und 5,4:1 (Whitmarsh). Beide RCTs wiesen damit ein Geschlechterverhältnis auf, das außerhalb des Streubereichs der Beobachtungsstudien liegt. Insgesamt war es mit 2,4:1 deutlich niedriger als in den Beobachtungsstudien (Tabelle 5).

Tabelle 5: Geschlechteranteile und -verhältnis je Studientyp

	Querschnittstudie	Beobachtungsstudien	RCTs
Frauen	100 (59,2 Prozent)	599 (69,7 Prozent)	66 (71,0 Prozent)
Männer	65 (38,5 Prozent)	174 (20,2 Prozent)	27 (29,0 Prozent)
Verhältnis (F:M)	1,5 : 1	3,4 : 1	2,4 : 1

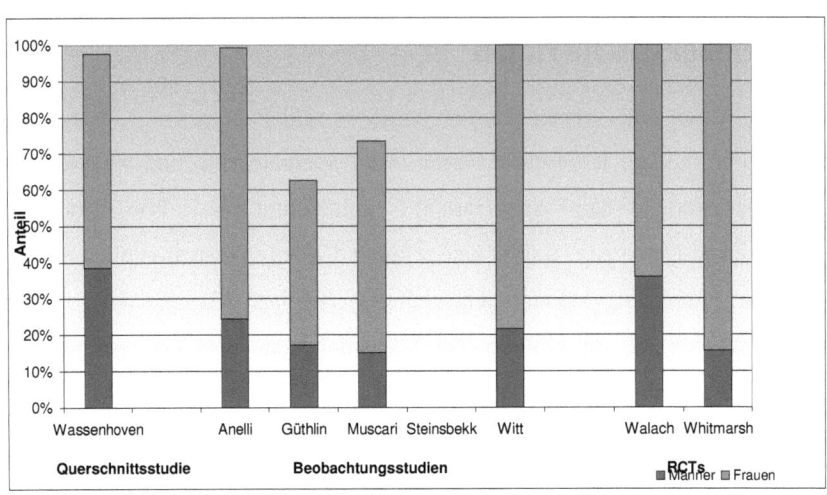

Abbildung 2: Geschlechtsverteilung in den einzelnen Studien (kürzere Säulenhöhen bedingt durch fehlende Angaben)

Wie Abbildung 3 zeigt, war die Altersverteilung in den fünf Beobachtungsstudien relativ ähnlich, das mittlere Alter variierte von 31,4±16,2 Jahren (Güthlin) bis 39,0±11,3 Jahren (Anelli). Beide RCTs untersuchten dagegen deutlich ältere Patientenklientele, bei Whitmarsh lag das Durchschnittsalter bei 42,8±8,7 Jahren, bei Walach sogar bei 47,0±10,9 Jahren. Diese Altersunterschiede sind im Wesentlichen der Tatsache zu verdanken, dass in den Beobachtungsstudien in der Regel auch Minderjährige und zum Teil sogar Kinder behandelt wurden, bei Güthlin und Steinsbekk lag der Anteil der unter 18-Jährigen bei fast 25 Prozent.

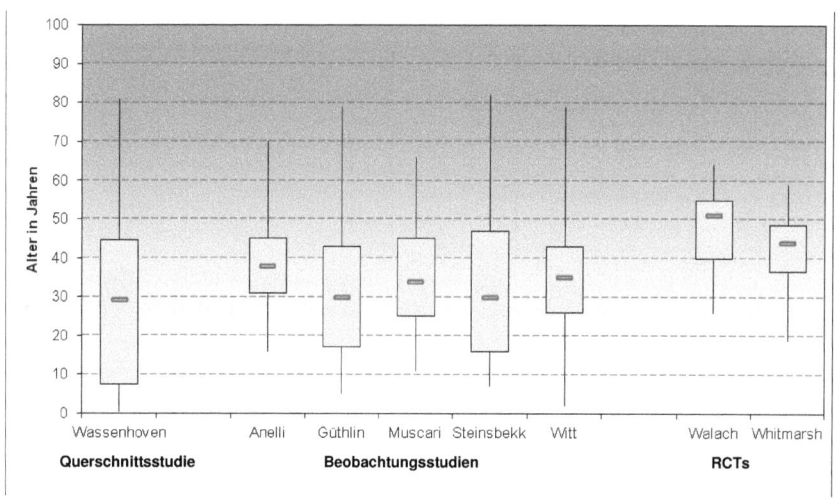

Abbildung 3: Altersverteilung in den einzelnen Studien (Box-Plots: dargestellt werden Median, Quartile und Extrema)

In den RCTs wurden dagegen ausschließlich Erwachsene eingeschlossen, bei Walach sogar fast ausschließlich über 30-jährige. In der Querschnittsstudie von Wassenhoven lag der Anteil der Kinder unter 10 Jahren über 25 Prozent, das jüngste war gerade 4 Monate alt. Auf der anderen Seite wurden auch sehr alte Patienten eingeschlossen, das Maximum lag bei 81 Jahren.

Im Schnitt waren die Patienten der RCTs 10,1 (95 Prozent-KI: 6,7 – 13,5; p<0,001) Jahre älter als die der Beobachtungsstudien.

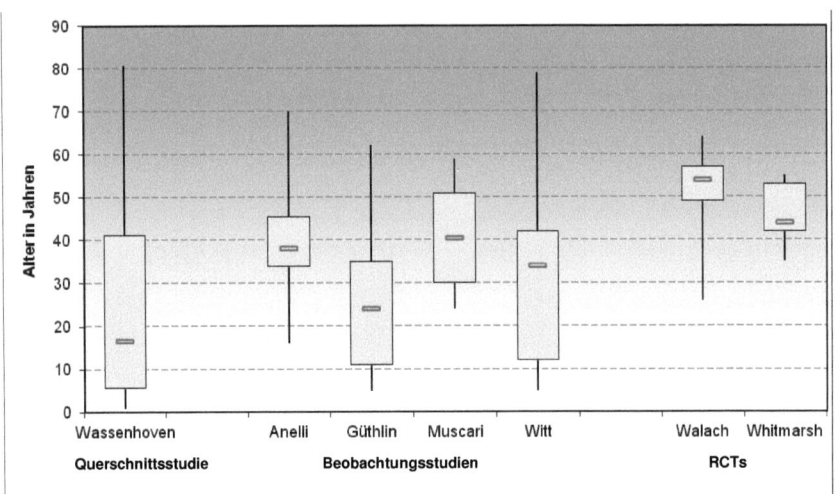

Abbildung 4: Altersverteilung der Männer in den einzelnen Studien (Box-Plots: dargestellt werden Median, Quartile und Extrema)

Eine geschlechtsspezifische Auswertung der Altersverteilung zeigt relativ große Unterschiede in den Beobachtungsstudien (Abbildung 5). Der Altersdurchschnitt bei den männlichen Patienten lag in diesen Studien bei 32,0±16,8 Jahren, die jüngsten Patienten untersuchte Güthlin (25,5±17,6 Jahre), die ältesten Muscari (40,8±12,8 Jahre). In den RCTs waren die männlichen Patienten deutlich älter (49,3±10,2 Jahre), während sie in der Querschnittstudie von Wassenhoven eher jünger waren (25,0±21,5 Jahre) und daher am ehesten mit der Studie von Güthlin zu vergleichen sind.

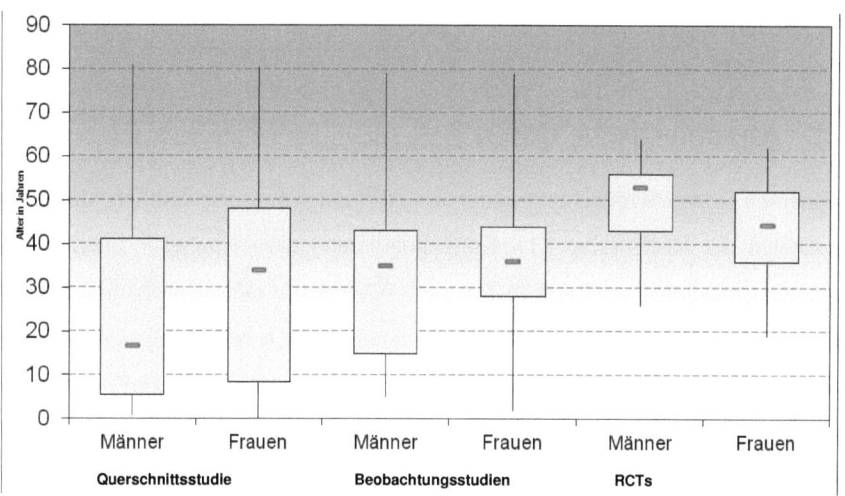

Abbildung 5: Altersverteilung von Frauen und Männern in den einzelnen Studien (Box-Plots: dargestellt werden Median, Quartile und Extrema)

Der Altersverteilung bei den weiblichen Patientinnen war in den Beobachtungsstudien relativ ähnlich wie die der männlichen Patienten, das mittlere Alter betrug hier 35,6±13,6 Jahre, die Spannweite reichte von 33,6±15,3 Jahre (Güthlin) bis 38,8±10,9 Jahre (Anelli). Ähnlich wie bei den männlichen Patienten war der Altersmittelwert auch bei den weiblichen Patientinnen in den RCTs mit 44,0±10,1 Jahren höher als in den Beobachtungsstudien. Die Querschnittsstudie war den Beobachtungsstudien vergleichbar.

Insgesamt kann der bisher gewonnene Eindruck bestätigt werden, dass in den Beobachtungsstudien tendenziell wesentlich jüngere Patienten eingeschlossen wurden als in den RCTs. Sie zeigt außerdem, dass die männlichen Patienten der RCTs mit einem Altersdurchschnitt von 49,3±10,2 Jahren oberhalb des Häufigkeitsmaximums von Kopfschmerzpatienten lagen, das in der Literatur mit 33 bis 45 Jahren angegeben wird. Die weiblichen Patienten (44,0±10,1 Jahre) lagen am oberen Rand dieses Bereichs.

4.2 Anamnestische Daten

Die Patienten in den Beobachtungsstudien sind durchschnittlich deutlich jünger als die Patienten der RCTs (Kap.4.1). Korrespondierend dazu waren sie auch kürzer erkrankt (9,3±9,6 Jahre vs. 23,9±14,1 Jahre). Während in den Beobachtungsstudien die Erkrankungsdauer bei der Hälfte aller Patienten unter 6 Jahren lag, waren in den RCTs über 50 Prozent aller Patienten länger als 20 Jahre und über 75 Prozent aller Patienten länger als 10 Jahre erkrankt (Abbildung 6). Insgesamt wird der Unterschied zwischen den Beobachtungsstudien und den RCTs auf 16,4 Jahre (95 Prozent-KI: 13,8 bis 19,0; p<0.0001) geschätzt.

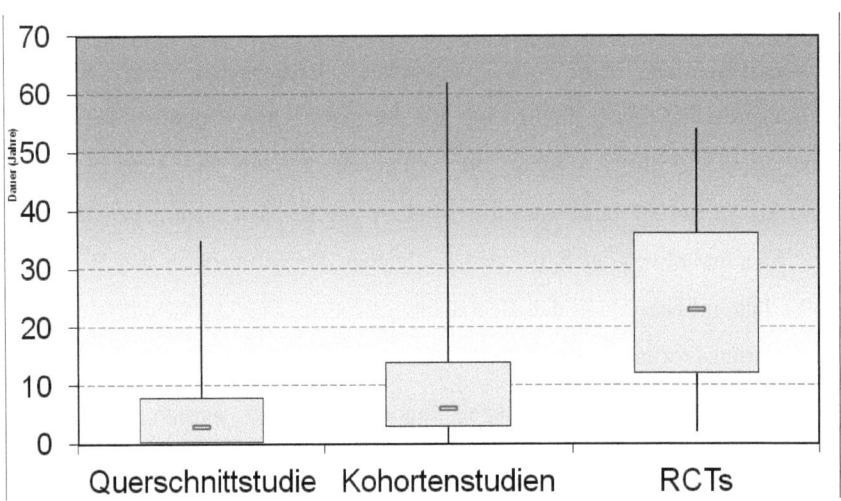

Abbildung 6: Dauer der Erkrankung je Studientyp (Box-Plots: dargestellt werden Median, Quartile und Extrema)

Hierbei ist allerdings zu berücksichtigen, dass die Angaben zur Dauer der Kopfschmerzen nur in zwei der vier Beobachtungsstudien (Anelli, Witt) und in einem der beiden RCTs (Walach) erhoben wurden. Das durchschnittlich am kürzesten erkrankte Patientengut (4,4±2,3) Jahre untersuchte Anelli, das am längsten erkrankte Walach (23,9±14,1) (Tabelle 6). Die mittlere Erkrankungsdauer in der Querschnittsstudie von Wassenhoven war mit 5,5±7,1 Jahren der Studie von Anelli vergleichbar.

Tabelle 6: Erkrankungsdauer (in Jahren) in den Einzelstudien

	N	Mw ± Std.abw.	Median (Quartile)
Beobachtungsstudien			
Anelli	130	4,4 ± 2,3	6,0 (2,0; 6,0)
Witt	483	10,6 ± 10,3	5,0 (3,0; 17,0)
RCTs			
Walach	61	23,9 ± 14,1	23,0 (12,0; 36,0)
Querschnittsstudie			
Wassenhoven	132	5,5 ± 7,1	2,9 (0,3; 7,9)

Daten zu Begleitbeschwerden und Begleiterkrankungen lagen in drei Studien vor, den Beobachtungsstudien von Anelli und Witt sowie dem RCT von Walach. In fast allen Kategorien haben die Patienten aus Walachs RCT die häufigsten Begleiterkrankungen (Abbildung 7), besonders auffällige Unterschiede zu den Beobachtungsstudien bestehen bei den Herz-Kreislauf- bzw. den Magen-Darm-Erkrankungen sowie bei Begleitbeschwerden, die Anspannung und Stress signalisieren.

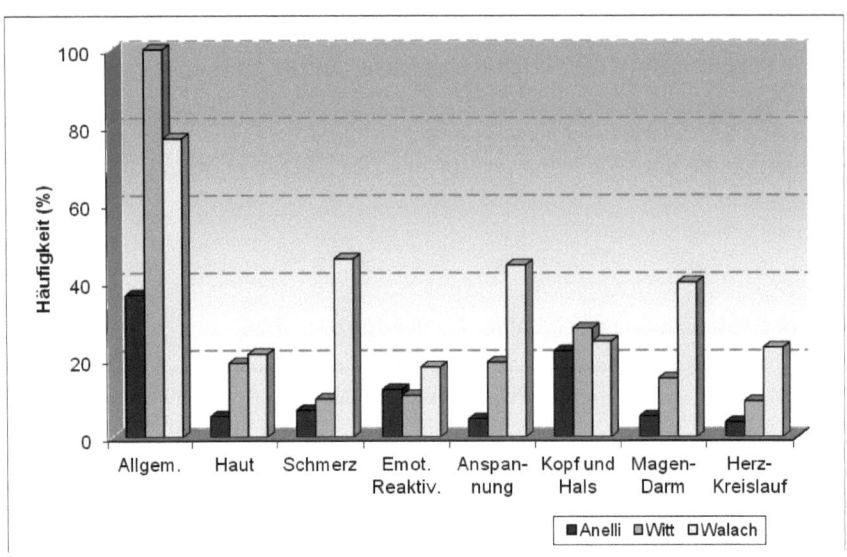

Abbildung 7: Häufigkeit von Begleitbeschwerden je Studie (Box-Plots: dargestellt werden Median, Quartile und Extrema)

4.2.1 Schwere der Erkrankung, Baselinewerte

Angaben zur Schwere der Kopfschmerzerkrankung wurden in zwei der vier Beobachtungsstudien und in beiden RCTs sowie in der Querschnittsstudie von Wassenhoven gemacht. Wie Abbildung 8 und Tabelle 7 zeigen, waren sich die Patienten hinsichtlich dieses Parameters in allen Studien ähnlich. Die mittlere Schwere wurde auf einer Skala von 0-100 in den Beobachtungsstudien mit 58,8±19,3 und in den RCTs mit 61,6±16,6 angegeben, was insgesamt in einem Unterschied von 2,6 Punkten (95 Prozent-KI: -1,8 bis 7,1; p=0,245) resultiert. Aus diesem Rahmen fällt lediglich die Querschnittsstudie von Wassenhoven heraus, in der wesentlich leichter erkrankte Patienten befragt wurden (40,7±32,5).

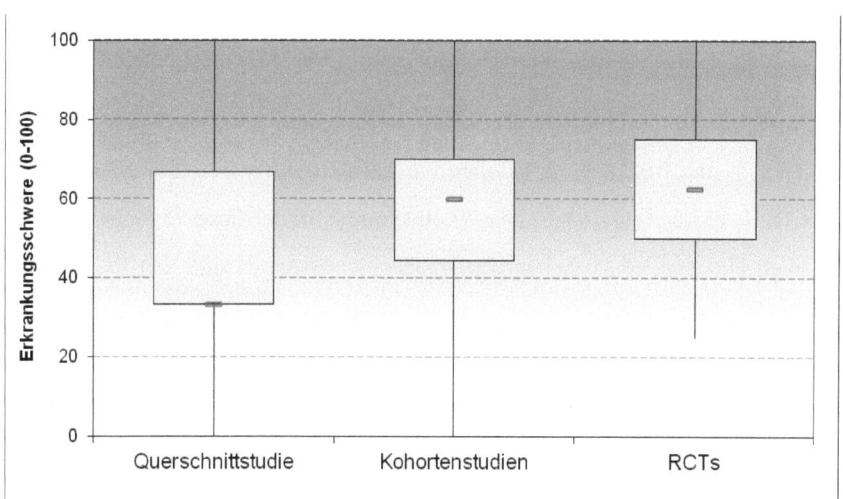

Abbildung 8: Schwere der Erkrankung je Studientyp (Box-Plots: dargestellt werden Median, Quartile und Extrema)

Ein ähnliches Bild ergibt sich, wenn man beide Geschlechter getrennt betrachtet. Die männlichen Patienten der Beobachtungsstudien waren etwas weniger schwer erkrankt (56,9±17,0) als ihre Pendants in den RCTs (66,8±20,2), bei den Frauen waren die Werte nahezu identisch (59,3±19,8 bzw. 59,4±14,5).

Tabelle 7: Schwere der Erkrankung (0-100) in den Einzelstudien

	N	Mw ± Std.abw.	Median (Quartile)
Beobachtungsstudien			
Anelli	129	60,2 ± 22,3	66,7 (44,4; 77,8)
Witt	542	58,6 ± 18,5	60,0 (50,0; 70,0)
RCTs			
Walach	61	60,7 ± 18,1	62,5 (50,0; 75,0)
Whitmarsh	32	61,6 ± 16,6	66,7 (54,5; 73,3)
Querschnittsstudie			
Wassenhoven	135	40,7 ± 32,5	33,3 (33,3; 66,7)

Baseline-Daten zum allgemeinen Befinden der Patienten vor Behandlungsbeginn liegen bei allen Beobachtungsstudien und einem der beiden RCTs (Walach) vor. Demnach ist das durchschnittliche Befinden der Patienten auf einer Skala von 0 bis 100 Punkten in den Beobachtungsstudien nur geringfügig besser (58,1±25,3) als in Walachs RCT (52,5±18,1) (Abbildung 9). Insgesamt führt dieses zu einem nicht-signifikanten Unterschied zwischen den Beobachtungsstudien und den RCTs von –3,3 Punkten (95 Prozent-KI: -10,1 bis 3,5; p=0,348).

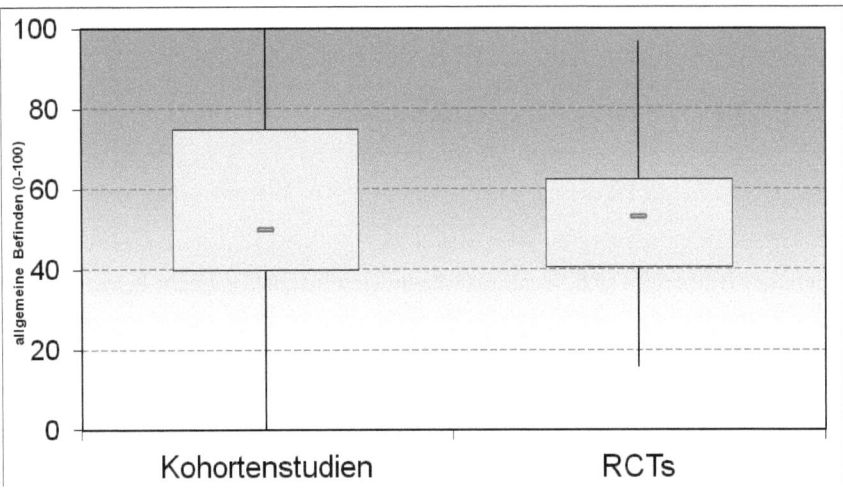

Abbildung 9: Allgemeinbefinden je Studientyp (Box-Plots: dargestellt werden Median, Quartile und Extrema)

Innerhalb der Beobachtungsstudien variiert das Befinden von 47,5±20,5 (Anelli) bis 64,6±28,8 (Güthlin) (Tabelle 8). Unterschiede zwischen Männern und Frauen sind weder in den Beobachtungsstudien (56,0±25,5 bzw. 57,5±25,3) noch im RCT auffällig (49,0±17,0 bzw. 53,9±18,6).

Tabelle 8: Allgemeinbefinden (0-100) in den Einzelstudien

	N	Mw ± Std.abw.	Median (Quartile)
Beobachtungsstudien			
Anelli	130	47,5 ± 20,4	50,0 (25,0; 50,0)
Güthlin	61	64,6 ± 28,8	80,0 (60,0; 80,0)
Muscari	39	64,4 ± 25,7	75,0 (40,0; 100,0)
Witt	449	58,2 ± 25,4	50,0 (40,0; 75,0)
RCTs			
Walach	60	52,2 ± 18,1	53,1 (40,6; 52,5)

Daten zu der Frage, wie stark die Kopfschmerzen das tägliche Leben beeinflussen, liegen nur von den Beobachtungsstudien, aber nicht von den RCTs vor. Die Angaben hierzu schwanken beträchtlich (Tabelle 9): während in Anellis Studie mit 44,4±26,4 die geringsten Werte gemessen wurden, ist das Leben bei Muscaris Patienten mit 65,6±20,5) deutlich stärker eingeschränkt (Tabelle 8).

Tabelle 9: Beeinträchtigung des Lebens durch die Erkrankung (0-100) in den Einzelstudien

	N	Mw ± Std.abw.	Median (Quartile)
Beobachtungsstudien			
Anelli	129	44,4 ± 26,4	50,0 (25,0; 50,0)
Güthlin	59	54,2 ± 29,5	60,0 (40,0; 80,0)
Muscari	39	65,6 ± 20,5	60,0 (60,0; 80,0)
Witt	447	50,8 ± 28,2	60,0 (40,0; 80,0)

Deutliche Unterschiede zwischen den Patienten der Beobachtungsstudien und der RCTs gibt es in der Kopfschmerzstärke: während diese in den Beobachtungsstudien mit 49,2±25,6 von 100 möglichen Punkten relativ hoch war, litten die RCT-Patienten mit 25,9±17,6 Punkten deutlich weniger (Abbildung 10). Insgesamt wird der Unterschied zwischen beiden Studientypen auf –29,8 Punkte (95 Prozent-KI: -36,5 bis -23,2; p<0,001) geschätzt. Hierbei ist allerdings zu berücksichtigen, dass nur der RCT von Walach, nicht aber der von Whitmarsh, entsprechende Daten erhob.

In den einzelnen Beobachtungsstudien waren die Patienten von Güthlin (60,6±29,6) am stärksten von den Kopfschmerzen betroffen, die von Witt am geringsten (44,2 ± 23,6). Letztere lagen aber immer noch deutlich über denen aus Walachs RCT (Tabelle 10).

Tabelle 10: Stärke des Kopfschmerzes (0-100) in den Einzelstudien

	N	Mw ± Std.abw.	Median (Quartile)
Beobachtungsstudien			
Anelli	129	58,0 ± 24,7	60,0 (40,0; 80,0)
Güthlin	60	60,6 ± 29,6	66,7 (50 0; 83,3)
Muscari	39	60,3 ± 27,7	58,0 (58,0; 76,0)
Witt	450	44,2 ± 23,6	48,3 (30,0; 63,3)
RCTs			
Walach	61	25,9 ± 17,9	21,4 (12,7; 31,1)

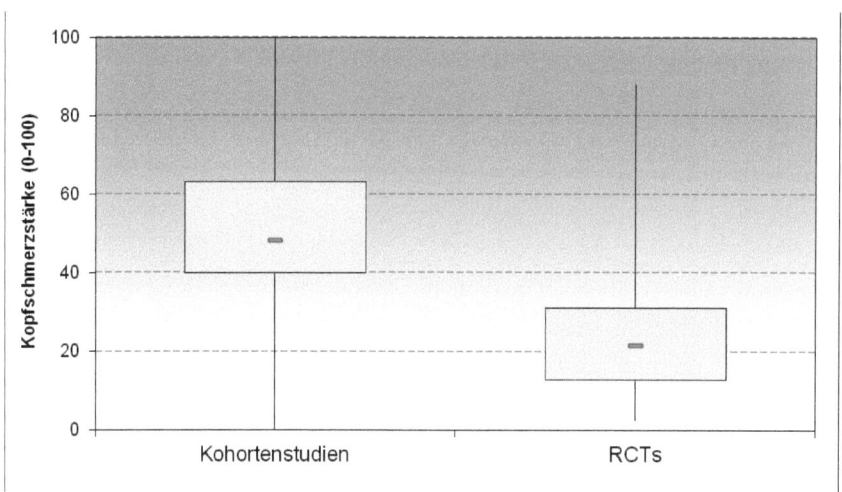

Abbildung 10: Stärke des Kopfschmerzes je Studientyp (Box-Plots: dargestellt werden Median, Quartile und Extrema)

Legt man die Baseline des studienspezifisch definierten Hauptzielparameters für die Beurteilung der Schwere der Erkrankung zugrunde, dann gibt es nur geringe Unterschiede zwischen den Beobachtungsstudien (59,6±20,8 Scorepunkte) und den RCTs (63,6±13,4 Scorepunkte). Dabei streuen die Werte in den Beobachtungsstudien etwas stärker (Abbildung 11). In der Querschnittsstudie sind die Patienten dagegen deutlich weniger stark betroffen.

Innerhalb der Beobachtungsstudien waren die Patienten aus der Studie von Steinsbekk am schwersten erkrankt, die Patienten von Witt am leichtesten, was sich sowohl im arithmetischen Mittelwert als auch im Median zeigte (Tabelle 11).

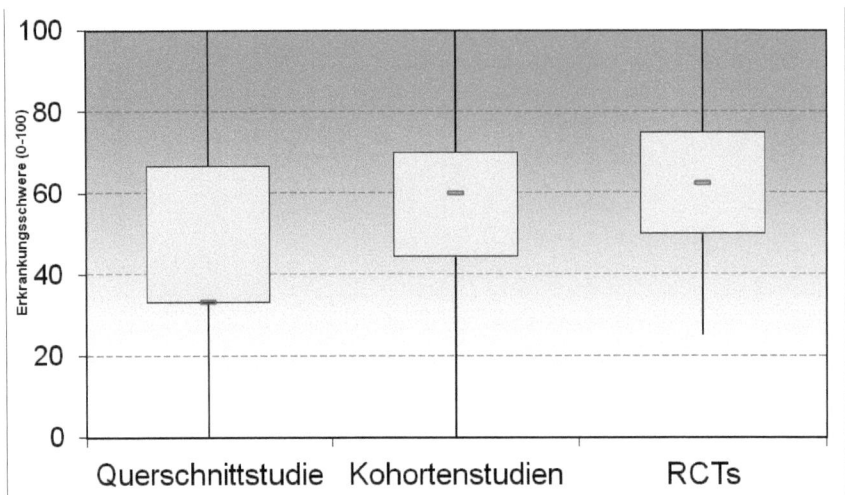

Abbildung 11: Studienspezifischer Hauptzielparameter zu Baseline je Studientyp (Box-Plots: dargestellt werden Median, Quartile und Extrema)

Insgesamt ist der Unterschied zwischen beiden Studientypen mit –0,3 Scorepunkten (95 Prozent-KI: -5,2 bis 4,5; p=0,890) klinisch irrelevant und statistisch nicht signifikant.

Tabelle 11: Verteilung des Hauptzielparameters in den Einzelstudien

	N	Mw ± Std.abw.	Median (Quartile)
Beobachtungsstudien			
Anelli	130	60,3±22,2	66,7 (44,4 ; 77,8)
Güthlin	60	60,6±29,6	66,7 (50,0 ; 83,3)
Muscari	39	60,3±27,7	58,0 (58,0 ; 76,0)
Steinsbekk	35	72,1±20,0	70,0 (59,0 ; 91,0)
Witt	542	58,5±18,5	60,0 (50,0 ; 70,0)
RCTs			
Walach	61	60,7±18,1	62,5 (50,0 ; 70,0)
Whitmarsh	32	63,3±13,4	66,7 (54,5 ; 73,3)
Querschnittsstudie			
Wassenhoven	129	40,3±32,2	33,3 (33,3 ; 66,7)

4.3 Therapieerfolge

4.3.1 Therapieerfolge – Schwere der Erkrankung

Zu Beginn der in dieser Arbeit dargestellten Studien (Tabelle 11) waren die Patienten der Beobachtungsstudien im Wesentlichen vergleichbar schwer erkrankt wie die Patienten der RCTs (Kapitel 4.2.1). Sie bilden damit im Ausgangsstadium eine vergleichbare Gruppe.

Zusammenfassend lässt sich feststellen, dass sich nach der Durchführung und nach dem Abschluss der Therapien der gesundheitliche Zustand der RCT-Patienten kaum verbessert hatte (-7,7±26,4 Punkte). Ganz anders stellt sich nach Therapieende der Zustand der Patienten der Beobachtungsstudien da. Bei dieser Personengruppe ändert sich der Zustand deutlich feststellbar um 39,4±22,1 Punkte (Abbildung 14).

Bei genauerer Betrachtung wird deutlich, dass zum einen dieser auftretende Unterschied unabhängig vom jeweiligen Geschlecht (Abbildung 12) ist. Die Untersuchungsergebnisse – dargestellt in Abbildung 13 – zeigen zum anderen aber eine gewisse Abhängigkeit vom Alter. So waren bei den RCT-Patienten, aber vor allem bei denen in den Beobachtungsstudien, die Verbesserungen tendenziell umso größer je jünger die Patienten waren.

Es ist bei diesen Ergebnissen jedoch zu berücksichtigen, dass ein altersspezifischer Vergleich mit den RCTs jedoch in diesem Fall schlecht möglich. Denn bei den RCT-Patienten war das untersuchte Kollektiv wesentlich homogener als bei den anderen Untersuchungsgruppen. Zudem ist zu beachten, dass die Patienten fast ausnahmslos aus der mittleren Altersgruppe (Abbildung 14) stammten und in diesem Aspekt nicht den anderen Patientengruppen entsprachen.

In der Querschnittsstudie von Wassenhoven wurden ähnliche Veränderungen wie in den Beobachtungsstudien berichtet. Dabei ist aber zu berücksichtigen, dass im Rahmen dieser Studie wesentlich leichter erkrankte Patienten befragt wurden (40,7±32,5). Die mittlere Erkrankungsdauer in der Querschnittsstudie von Wassenhoven war mit 5,5±7,1 Jahren der Studie von Anelli (4,4 ± 2,3) vergleichbar (Tabelle 6).

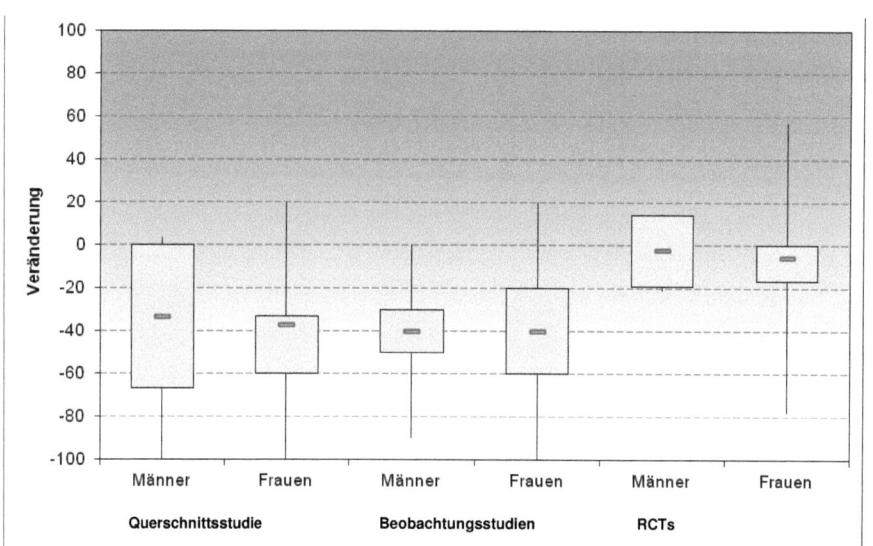

Abbildung 12: Veränderung der Schwere der Erkrankung je Studientyp und Geschlecht (Box-Plots: dargestellt werden Median, Quartile und Extrema; negative Werte sprechen für eine Verbesserung)

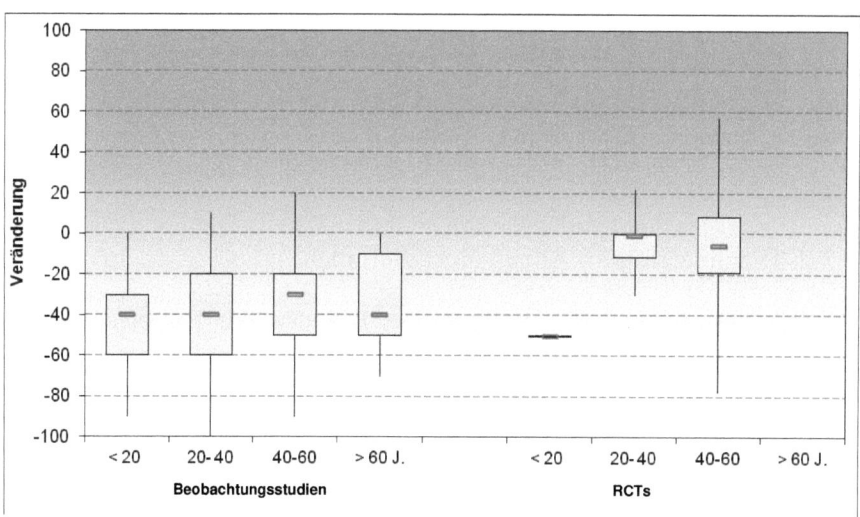

Abbildung 13: Veränderung der Schwere der Erkrankung je Studientyp und Altersgruppe (Box-Plots: dargestellt werden Median, Quartile und Extrema; negative Werte sprechen für eine Verbesserung)

Wenn man die Therapieerfolge – gemessen an der Schwere der Erkrankung – um die Unterschiede bei Baseline bereinigt, so zeigen die Beobachtungsstudien um durchschnittlich 35,7 Punkte (95 Prozent-KI: 28,4 bis 42,9; p<0,001) die besseren Therapieergebnisse als die der RCT-Studien.

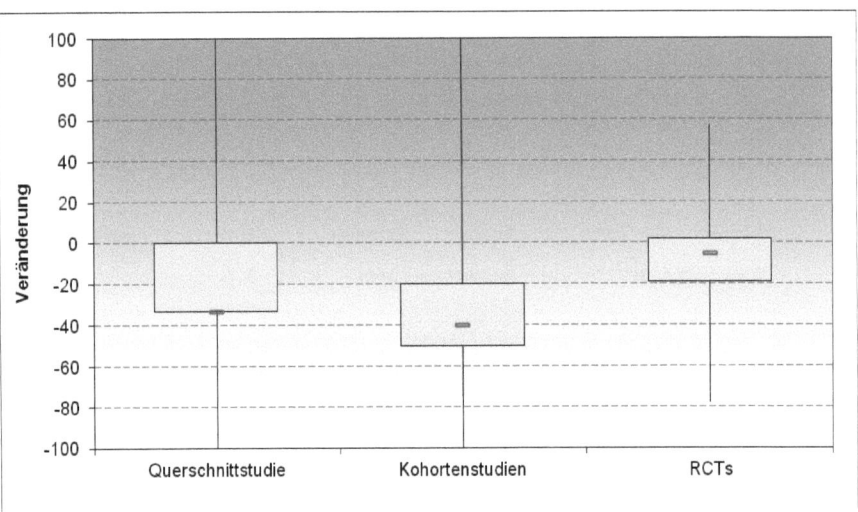

Abbildung 14: Veränderung der Schwere der Erkrankung je Studientyp (Box-Plots: dargestellt werden Median, Quartile und Extrema; negative Werte sprechen für eine Verbesserung)

4.3.2 Therapieerfolge – Allgemeines Befinden

Im Median veränderte sich das allgemeine Befinden der Patienten in den Beobachtungsstudien weder bei den Männern noch bei den Frauen, ist also unabhängig vom jeweiligen Geschlecht. Lediglich bei den RCT-Studien waren geringe mediane Verbesserungen zu beobachten (Abbildung 15).

Zu den untersuchten Ergebnissen in den Beobachtungsstudien ist allerdings festzuhalten, dass diese deutlich variabler und außerdem schief verteilt sind. Daraus resultiert dann, dass die jeweiligen Therapieerfolge in den Beobachtungsstudien im Mittelwert sowohl bei den Frauen (Beobachtungsstudien: –14.5±25,1, RCTs: -

10,7±14,0) als auch bei den Männern (Beobachtungsstudien: -15,1±24,8, RCTs: -6,4±16,6) etwas größer waren (Abbildung 15).

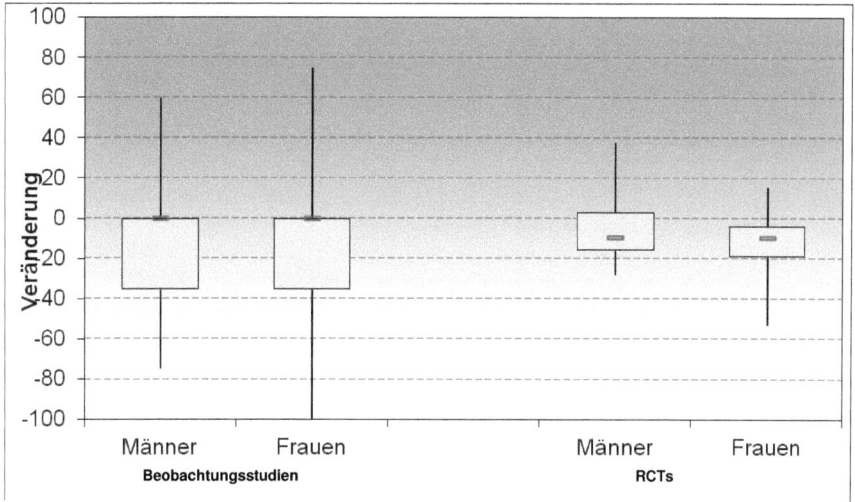

Abbildung 15: Veränderung des allgemeinen Befindens je Studientyp und Geschlecht (Box-Plots: dargestellt werden Median, Quartile und Extrema; negative Werte sprechen für eine Verbesserung)

Die Untersuchungsergebnisse – dargestellt in der folgende Abbildung 16 – zeigen deutlich, dass sich das allgemeine Befinden in den Beobachtungsstudien im Wesentlichen unabhängig vom Alter verändert hat.

Jedoch in den RCT-Studien nahmen die Therapieerfolge mit dem Alter etwas ab bzw. zeigen eher positive Ergebnisse bei den jüngeren Patienten.

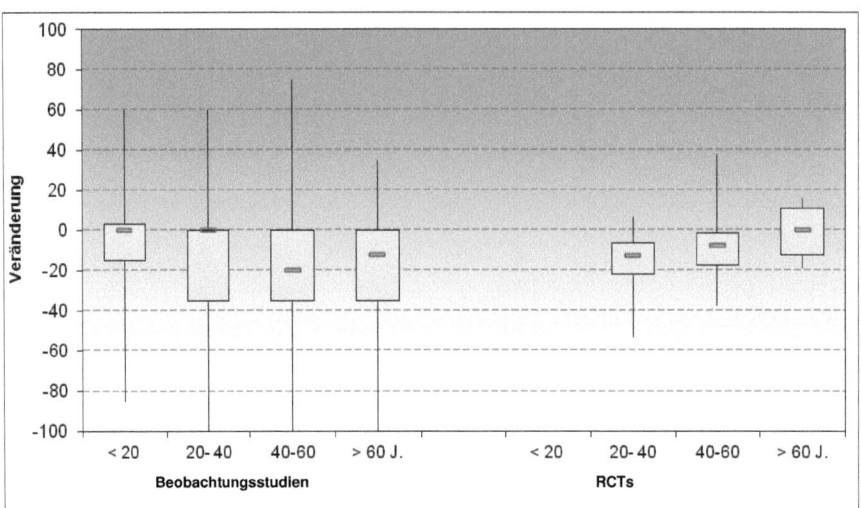

Abbildung 16: Veränderung des allgemeinen Befindens je Studientyp und Altersgruppe (Box-Plots: dargestellt werden Median, Quartile und Extrema; negative Werte sprechen für eine Verbesserung)

Zusammenfassend ist festzustellen, dass sich das allgemeine Befinden in den Beobachtungsstudien um –14,6±25,0 Punkte verändert hat.

Bei den RCT- Studien beträgt die Veränderung lediglich um –9,2±14,9 Punkte.

Nach einer Adjustierung bezüglich der individuellen Baselinewerte führt dies zu einem nicht-signifikanten Unterschied von 2,3 Punkten (95 Prozent-KI: -3,4 bis 8,1; p=0,426) zugunsten der Beobachtungsstudien.

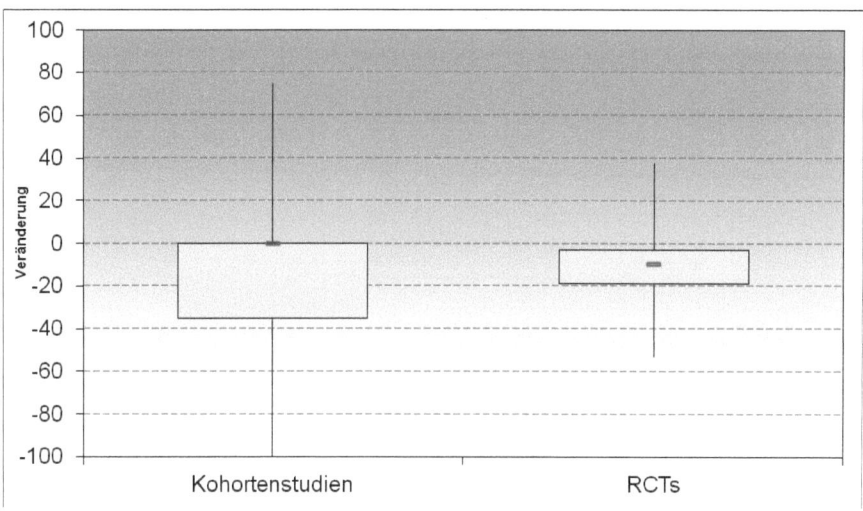

Abbildung 17: Veränderung des allgemeinen Befindens je Studientyp (Box-Plots: dargestellt werden Median, Quartile und Extrema; negative Werte sprechen für eine Verbesserung)

4.3.3 Therapieerfolge – Kopfschmerzintensität

Im Vergleich der Untersuchungsergebnisse der Beobachtungsstudien und den RCTs lässt sich feststellen, dass alle mittleren Veränderungen in der Kopfschmerzintensität relativ gering sind. Dies gilt sowohl für die Ergebnisse in den Beobachtungsstudien als auch für die Ergebnisse in den RCT-Studien (Abbildung 18).

So lag z.B. die mediane Veränderung bei den Männern in beiden Studientypen bei 0 Punkten (Abbildung 18).

Im Mittelwert waren die Therapieerfolge bei beiden Geschlechtern in den Beobachtungsstudien etwas größer (Männer: -7,1±38,7, Frauen: -8,6±38,5) als bei den RCTs (Männer: +1,4±9,9, Frauen: -2,3±10,2).

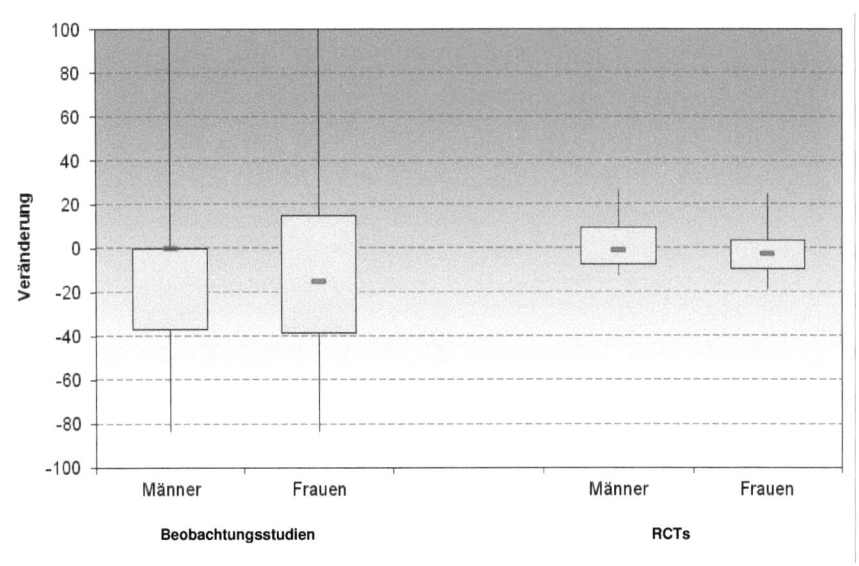

Abbildung 18: Veränderung der Kopfschmerzintensität je Studientyp und Geschlecht (Box-Plots: dargestellt werden Median, Quartile und Extrema; negative Werte sprechen für eine Verbesserung)

Die Altersverteilung war in den Beobachtungsstudien relativ ähnlich, das mittlere Alter variierte von 31,4±16,2 Jahren (Güthlin) bis 39,0±11,3 Jahren (Anelli). Beide RCT-Studien untersuchten dagegen deutlich ältere Patientenklientele, bei Whitmarsh lag das Durchschnittsalter bei 42,8±8,7 Jahren, bei Walach sogar bei 47,0±10,9 Jahren. In den Beobachtungsstudien wurden in der Regel auch Minderjährige und zum Teil sogar Kinder behandelt, bei Güthlin und Steinsbekk lag der Anteil der unter 18-Jährigen bei fast 25 Prozent. Trotz der großen Spannbreite konnte eine Abhängigkeit etwaiger Therapieerfolge bei Kopfschmerzen vom Alter weder in den Beobachtungsstudien noch in den RCT-Studien beobachtet werden (Abbildung 19).

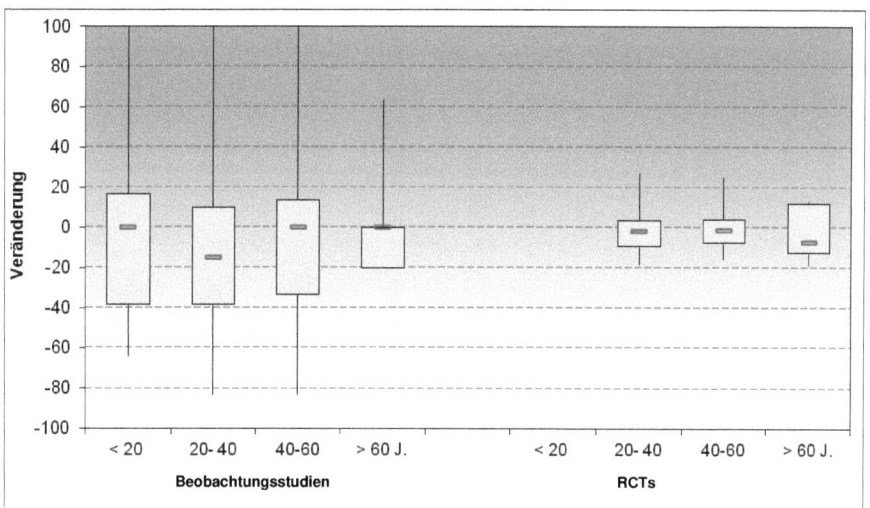

Abbildung 19: Veränderung der Kopfschmerzintensität je Studientyp und Altersgruppe (Box-Plots: dargestellt werden Median, Quartile und Extrema; negative Werte sprechen für eine Verbesserung)

Interessant wird es, wenn man die unterschiedlichen Baselinewerte der Studien betrachtet. Die Untersuchungsergebnisse sind in der folgenden Abbildung 20 grafisch dargestellt. So lässt sich in der Auswertung erkennen, dass bezüglich der Veränderung der Kopfschmerzintensität keine statistisch signifikanten Unterschiede zwischen den Beobachtungsstudien und den RCT-Studien nachzuweisen sind, – denn: d=-6,1; 95 Prozent-KI: -15,1 bis 2,9; p=0,185.

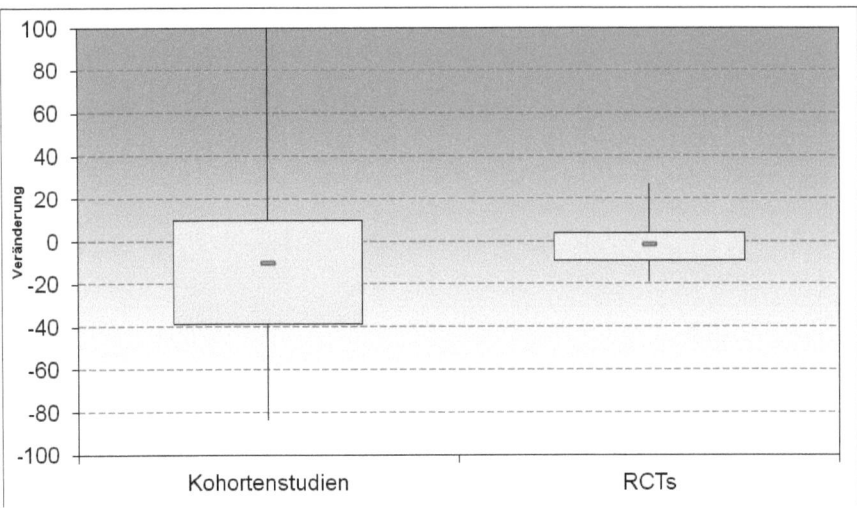

Abbildung 20: Veränderung der Kopfschmerzintensität je Studientyp (Box-Plots: dargestellt werden Median, Quartile und Extrema; negative Werte sprechen für eine Verbesserung)

4.3.4 Therapieerfolge – Gesamtbetrachtung

Wenn man den Therapieerfolg anhand des studienspezifischen Hauptzielparameters definiert, so war dieser – wie in Abbildung 21 unten dargestellt – in den Beobachtungsstudien (33,1±27,3) wesentlich größer als in den RCT-Studien (-4,0±21,9).

Aufschlussreich sind dabei die Details der jeweiligen Untersuchungsergebnisse. Wie die Darstellung in der unten stehenden Abbildung 21 zeigt, waren diese Therapieerfolge unabhängig vom jeweiligen Geschlecht.

Jedoch zeigen die Ergebnisse einen tendenziellen Zusammenhang mit dem Alter (Abbildung 22). Konkret bedeutet dies: Je älter die Patienten waren, desto geringer war der Therapieerfolg bzw. je jünger die Patienten waren, desto größer war die Chance für eine gesundheitliche Verbesserung.

Dieses Ergebnis gilt – wie die Darstellung in Abbildung 22 zeigt – sowohl für die Beobachtungsstudien als auch die RCTs. So verbesserte sich der Zustand in den Beobachtungsstudien bei mehr als 75 Prozent aller Patienten. In den RCTs gelang dies – wie Abbildung 23 zeigt – jedoch nur bei etwa 50 Prozent der Teilnehmer.

Nach einer Adjustierung bezüglich der Baselineunterschiede wird der Unterschied zwischen den Studientypen auf 20,7 Punkte geschätzt (95 Prozent-KI: 15,2 bis 26,3; p=0,001).

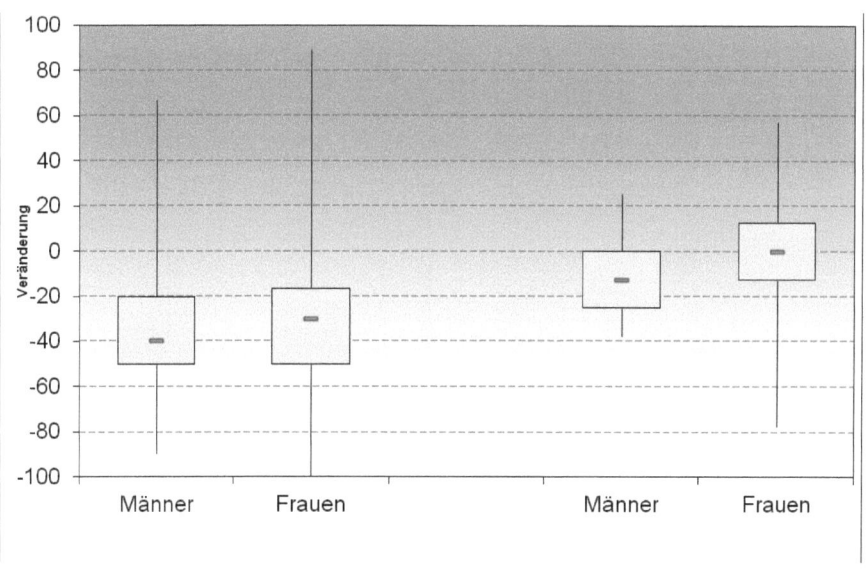

Abbildung 21: Veränderung des Hauptzielparameters je Studientyp und Geschlecht (Box-Plots: dargestellt werden Median, Quartile und Extrema; negative Werte sprechen für eine Verbesserung)

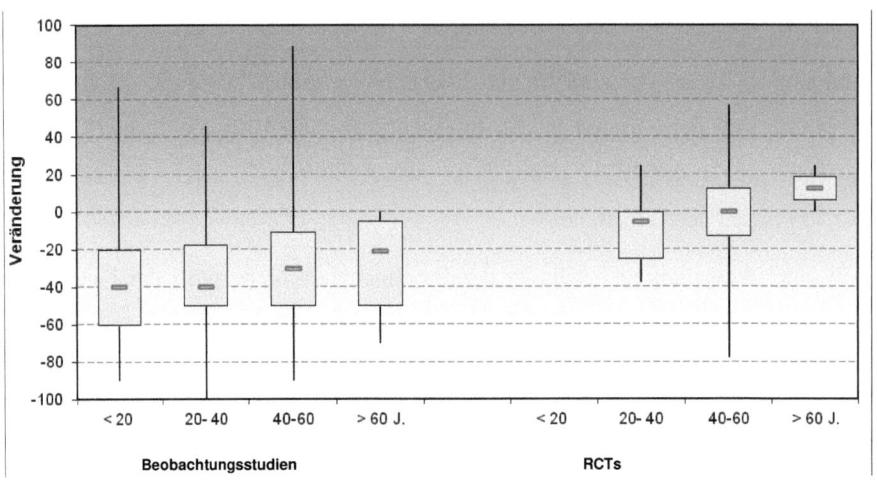

Abbildung 22: Veränderung des Hauptzielparameters je Studientyp und Altersgruppe (Box-Plots: dargestellt werden Median, Quartile und Extrema; negative Werte sprechen für eine Verbesserung)

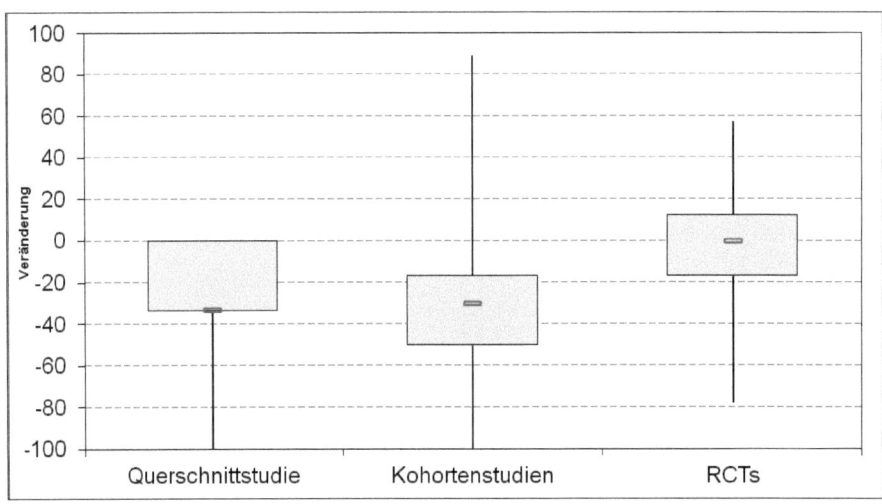

Abbildung 23: Veränderung des Hauptzielparameters je Studientyp (Box-Plots: dargestellt werden Median, Quartile und Extrema; negative Werte sprechen für eine Verbesserung)

Tabelle 12: Veränderung des Hauptzielparameters in den Einzelstudien

	N	Mw ± Std.abw.	Median (Quartile)
Beobachtungsstudien			
Anelli	58	-16,7 ± 31,4	-11,1 (-44,4 ; 0,0)
Güthlin	37	-7,2 ± 31,6	0,0 (-16,7 ; 0,0)
Muscari	39	-22,6 ± 31,6	-22,0 (-46,0 ; 0,0)
Steinsbekk	18	-37,4 ± 30,2	-39,5 (-55,0 ; -10,0)
Witt	354	-39,4 ± 22,1	-40,0 (-50,0 ; -20,0)
RCTs			
Walach	55	-2,0 ± 19,1	0,0 (-12,5 ; 12,5)
Whitmarsh	30	-7,7 ± 26,4	0,0 (-18,9 ; 12,5)
Querschnittsstudie			
Wassenhoven	127	-33,1 ± 30,1	-33 (-33,3 ; 0,0)

Die obige Tabelle 12 zeigt die Veränderungen des Hauptzielparameters in den Einzelstudien im Vergleich. Diese Darstellung lässt erkennen, dass die durchschnittlich kleinsten Therapieerfolge in der Studie von Güthlin beobachtet wurden. Sein Ergebnis zeigt im Median lediglich 0,0 (-16,7; 0,0).

Diese „Erfolge" bzw. Ergebnisse lagen in der Größenordnung der beiden RCT-Studien. So kommt Walach im Median auf 0,0 (-12,5; 12,5). Zu sehr ähnlichen Werten kommt auch Whitmarsh im Median 0,0 (-18,9; 12,5).

Ganz andere Ergebnisse werden jedoch in den Beobachtungsstudien von Steinsbekk und Witt attestiert. In beiden Studien kam es zu wesentlich größeren Verbesserungen.

So belegt die Studie von Steinsbekk im Median -39,5 (-55,0; -10,0). Zu vergleichbar positiven Ergebnissen kommt Witt im Median auf -40,0 (-50,0; -20,0).

Diese Untersuchungsergebnisse belegen auch einen größeren Effekt als in Wassenhovens Querschnittstudie, die im Median lediglich -33 (-33,3; 0,0) aufweist.

4.4 Therapieerfolg – Studiensetting und Studiendurchführung

Die in dieser Arbeit untersuchten Beobachtungsstudien und RCTs unterscheiden sich in mehreren bedeutsamen Punkten:

- Hinsichtlich der behandelten Patientenpopulationen (Kap. 4.1)
- Hinsichtlich der Rekrutierung der Patienten
- Hinsichtlich des allgemeinen Umfelds (Setting), in dem sie behandelt wurden
- Hinsichtlich der allgemeinen Rahmenbedingungen

Homöopathische Medizin ist heute weit – aber nicht überall – verbreitet. Sie wird weltweit in etwa achtzig Ländern praktiziert. Insbesondere in Europa, in Südamerika und in Indien wird sie häufiger angewandt. Doch auch dort hat sie einen sehr unterschiedlichen Stellenwert. So ist Homöopathie in einigen Ländern in das Gesundheitswesen integriert, in manchen ist sie noch weit davon entfernt. In manchen Ländern ist die Ausübung zwar erlaubt, aber sie ist nicht gesetzlich verankert. In vielen Fällen (z. B. Frankreich, Italien, Spanien, Belgien) gelten juristische Vorgaben: So dürfen z. B. homöopathische Medikamente – wie andere Medikamente auch – nur von Ärzten verschrieben werden. In Ländern wie Deutschland, Großbritannien, Norwegen dürfen nicht nur Ärzte, sondern auch Praktiker Medikamente verschreiben, die keine Ärzte sind, aber in ihrem Land medizinisch qualifiziert und offiziell registriert sind (vgl. Internationale OMH, 2003).

Dies ist auch in den Untersuchungen zu berücksichtigen.

Die Übersicht in Tabelle 13 zeigt, dass sich die in dieser Arbeit untersuchten Studien deutlich bezüglich der folgenden Kriterien unterscheiden:

- Hinsichtlich dem Land bzw. den Ländern, in denen die Studien durchgeführt wurden. So beziehen sich die Studien teilweise auch gleiche aber auch sehr unterschiedliche Länder. Die meisten Studien sind auf ein Land bezogen; so führte z. B. Güthlin seine Studien lediglich in Deutschland durch. Hingegen basierten Anellis Untersuchungen auf Ergebnisse in „B, IT, F, P, ES, CH" bzw. 115 Zentren (Tabelle 13).

- Hinsichtlich der Art und Weise, wie die Patienten für die Studien rekrutiert wurden, – ob sie über eine Anzeige zu der Studie kamen oder ob sie von sich aus eine entsprechende Praxis aufsuchten.

Die Beobachtungsstudien wurden in insgesamt neun Ländern durchgeführt. Darunter befinden sich sowohl Länder, in denen die Homöopathie als ärztliche Therapie verstanden wird, also auch solche, in denen sie ausschließlich von nicht-ärztlichen Therapeuten praktiziert wird (z. B. Norwegen).

Im Unterschied dazu wurden die RCT-Studien in Ländern wie Deutschland und dem United Kingdom durchgeführt. In diesen beiden Ländern genießt die Homöopathie einen hohen Stellenwert und die damit verbundene Akzeptanz in der Bevölkerung. Hier erfolgte die Behandlung ausschließlich durch Ärzte, - nicht durch sog. Praktiker.

In den RCT-Studien wurden die Patienten zum einen über eine darauf spezialisierte Klinik – die Princess Margaret Migraine Clinic, Glasgow, Großbritannien – rekrutiert (Whitmarsh). Zum anderen geschah dies auch über entsprechende Anzeigen in der örtlichen Presse und über Anzeigen einer Klinik im Großraum München (Walach). Bei den dabei rekrutierten Patienten handelte es sich also zumindest teilweise um Patienten, die sich nicht primär aus eigenem Antrieb in eine homöopathische

Behandlung begeben hatten, sondern die diese im Rahmen einer Therapiestudie in Anspruch nahmen.

Im Unterschied dazu wurden in den Beobachtungsstudien ausschließlich Patienten behandelt, die aktiv eine homöopathische Praxis aufsuchten, um sich ihre Beschwerden behandeln zu lassen. Man kann daher davon ausgehen, dass sich die Patienten hinsichtlich ihrer Erwartungshaltung deutlich unterschieden bzw. nicht als identisch zu bezeichnen sind.

Wesentliche Unterschiede zwischen den beiden Studientypen bestanden auch hinsichtlich der Anzahl der beteiligten Ärzte bzw. Therapeuten:

- In den RCT-Studien wurden die Patienten jeweils nur von einem einzigen Arzt (bzw. bei Walach von einer Gruppe von Ärzten aus der gleichen Praxis) behandelt.
  Die Studienergebnisse sind daher auch eng an die Qualifikation dieses einen Arztes gekoppelt.
- Demgegenüber waren alle Beobachtungsstudien multizentrisch angelegt, es gab hier mehrere Ärzte bzw. Praktiker, die sich um die Patienten kümmerten.

Die Behandlungen und die Behandlungsergebnisse resultieren also aus einem gewissen Querschnitt von Erfahrungen, Überzeugungen und Qualifikationen der Ärzte bzw. Praktiker.

Tabelle 13: Strukturdaten zu den Einzelstudien

	Land	Zahl der Zentren	Art der Rekrutierung
Beobachtungsstudien			
Anelli	B, IT, F, P, ES, CH	115	Reguläre ambulante Patienten
Güthlin	D	110	Reguläre ambulante Patienten
Muscari	IT	6	Reguläre ambulante Patienten
Steinsbekk	N	80	Reguläre ambulante Patienten
Witt	D, CH	103	Reguläre ambulante Patienten
RCTs			
Walach	D	6 *	Regionale Anzeigen
Whitmarsh	UK	1	Reguläre Klinikpatienten
Querschnittsstudie			
Wassenhoven			Reguläre ambulante Patienten

* alle beteiligten Ärzte waren in einem gemeinsamen Zentrum tätig

5 Diskussion

Studiendesign/Methode

Die vorliegende Arbeit untersuchte die Frage: Gibt es Unterschiede, wie die homöopathische Behandlung in unkontrollierten Beobachtungsstudien und randomisierten, placebokontrollierten Therapiestudien (RCTs) bei Kopfschmerzen abgebildet wird? Auffällig war, dass sich der belastende Zustand in den Beobachtungsstudien bei mehr als 75 Prozent aller Patienten verbesserte. In den RCTs gelang dies bei etwa 50 Prozent der Teilnehmer. So stellte sich die Aufgabe, Hypothesen zu generieren, warum es zu solch großen Unterschieden kommt.

Im Jahr 2005 veröffentlichten Shang et al. eine systematische Übersichtsarbeit zu randomisierten Therapiestudien in der Homöopathie. Hauptkritikpunkt von Linde an dieser ist die Vorgehensweise, Studien mit extrem heterogenen Interventionen bei sehr heterogenen Indikationen zu einer Einheit zusammengefasst zu haben. (Vgl. Einleitung, S. 2)

In der vorliegenden Arbeit wurden daher anders als bei Shang et al. Originaldaten bei homogener Indikation und homogener Intervention untersucht. Verglichen wurden Originaldaten aus randomisierten kontrollierten Therapiestudien (RCTs) und unkontrollierten Beobachtungsstudien (Outcome-Studien). Berücksichtigt wurden nur Untersuchungen zur Homöopathie bei der Indikation Kopfschmerz. Darüber hinaus wurde nicht mehr unterschieden zwischen Migräne, Spannungskopfschmerzen oder anderen Kopfschmerztypen. Als Intervention erfolgte eine homöopathische Behandlung nach klassisch homöopathischen Prinzipien (individualisierte Arzneimittelfindung). Insgesamt konnten die Originaldaten von zwei RCTs (Walach, Whitmarsh) und fünf unkontrollierte Beobachtungsstudien (Anelli, Güthlin, Muscari, Steinsbekk, Witt) in die Analyse einbezogen werden. Dabei lagen insgesamt die Daten von 953 Kopfschmerzpatienten vor, davon 93 in RCTs und 860 in Outcome-Studien.

Die hier vorgelegte Analyse basiert also auf einer relativ großen Anzahl an Beobachtungsstudien, deren Ergebnisse wegen der großen Patientenzahlen als durchaus aussagekräftig und generalisierbar eingeschätzt werden können, aber nur auf einer geringen Anzahl von RCTs.

Originaldatenvergleich

Die wesentliche Stärke dieser Arbeit ist die Verwendung von Originaldaten: es konnten nicht nur auf Studienebene aggregierte Daten, sondern individuelle Patientendaten zur Beantwortung der Fragestellung herangezogen werden. Entsprechend bietet das Setting dieser Arbeit eine solide Basis zur Vergleichbarkeit der Daten

Systematisierung unterschiedlicher Erfassungsbögen

Als problematisch erwies sich, dass es unterschiedliche Erfassungsbögen zu Erkrankungen gab. In der Studie von Anelli wurde eine eigens zu der Studie entwickelte Beschwerdeliste mit 44 Erkrankungsgruppen benutzt, in der Studie von Witt der ICD-9 und in der Studie von Walach die Freiburger Beschwerdeliste mit zehn Erkrankungsgruppen und das Freiburger Persönlichkeitsinventar. Das Problem der mangelnden Standardisierung konnte durch eine Zuordnung der jeweiligen Krankheitsgruppen zueinander gelöst werden. In ein vergleichbares Verhältnis gesetzt wurden neben dem Alter, der Erkrankungsdauer, auch der allgemeine Gesundheitszustand, die Stärke der Kopfschmerzen, die Beeinträchtigung des Alltags durch die Kopfschmerzen, sowie die Schwere der Erkrankung. Bei der Fragestellung nach der Stärke der Kopfschmerzen wurden die Patienten nach ihrem persönlichen Empfinden des Schmerzes unabhängig von den Begleiterscheinungen gefragt. Die Frage nach der Schwere der Erkrankung bezieht dagegen den gesamten Verlauf einschließlich aller Symptome mit ein. Die genaue Vorgehensweise findet sich in Kapitel 3.4.3. „Zuordnung von Parametern".

Weitere Daten wurden aus den Publikationen zu den jeweiligen Studien erfasst. Hierzu zählen Dauer der Behandlung (von Baseline bis zur letzten Befragung), das Therapie-Setting (Erwartungshaltung, Arzt-Patienten-Beziehung, Aufbau von Vertrauen, Veränderung der Sichtweise und des Lebensstils), die Anzahl der behandelnden Homöopathen und, soweit angegeben, die verwendeten homöopathischen Mittel und Potenzen.

Europaweites Spektrum der untersuchten Beobachtungsstudien

Eine weitere Stärke der vorliegenden Untersuchungen ist das europaweite Spektrum der untersuchten Beobachtungsstudien. Dadurch kann eine größere, und damit auch repräsentativere, Patientenklientel erfasst werden, so dass mögliche Fehlerquellen, die sich durch Patienten aus nur einem geographischen Raum einschleichen könnten, ausscheiden.

Eine Subgruppenanalyse nach der jeweiligen Region konnte leider nicht durchgeführt werden. Hier fehlte die jeweilige Dokumentation.

Ein Problem ergibt sich allerdings dadurch, dass gerade durch das europaweite Spektrum dieser Studie die homöopathische Behandlungsart uneinheitlich ist. Dies resultiert aus den verschiedenen homöopathischen Ausbildungen, die zwar unter dem Deckmantel eines europäischen bzw. internationalen Verbandes laufen, aber landestypische Abweichungen nicht ausschließen. Nicht in allen Beobachtungsstudien werden Aussagen getroffen, ob Hoch- oder Tiefpotenzen verwendet wurden und es sich um eine Akut- oder Konstitutionsbehandlung handelt. Eine Ausnahme stellt die Studie von Witt dar, bei der genau festgehalten ist, was verordnet wurde. In den meisten Beobachtungsstudien blieb die Therapie (Repertorisierung, Mittelwahl, Potenzwahl etc.) dem Behandler individuell nach seinen Erfahrungen überlassen.

Anders in den RCTs. Dort wurden die Patienten in der Studie von Whitmarsh durch nur einen Behandler, in der Studie von Walach durch sechs Behandler einer Gemeinschaftspraxis therapiert.

Fehlende Differenzierung zwischen Migräne und chronischem Spannungskopfschmerz

Als zentrales Problem dieser Analyse muss die fehlende Differenzierung zwischen Migräne und chronischem Spannungskopfschmerz angesehen werden, da in den Einzelstudien keine entsprechende Differentialdiagnose vorgenommen wurde. Der Verlauf der Behandlung der Migräne hängt von verschiedenen Faktoren wie von der Reaktionsfähigkeit des Patienten, der bisherigen Erkrankungsdauer und Erkrankungsschwere sowie auch des verabreichten Mittels ab (Geißler 2005). Zudem sind nicht in allen Studien alle Kopfschmerzarten vertreten. Bei den Studien von Muscari (Beobachtungsstudie) und von Walach (RCT) waren nur Migränepatienten und Patienten mit Spannungskopfschmerzen, in der Studie von Whitmarsh (RCT) nur Migränepatienten vertreten. In den restlichen Studien wurden alle Kopfschmerzarten eingeschlossen.

In den RCTs gibt es einen höheren Anteil an Migränepatienten als in den Beobachtungsstudien. Daher ist zu nicht auszuschließen, dass die Verbesserung in den Beobachtungsstudien vor allem bei den Patienten mit Spannungskopfschmerzen und sonstigen Kopfschmerzen zu finden sind.

Schmerz als subjektives, suggestiv beeinflussbares Phänomen

Übereinstimmend belegen verschiedene Studien (Kaptchuk 2001; Dunkel 2005), dass Schmerz ein subjektives Geschehen ist (Emrich 2005). Die subjektive Wahrnehmung von Schmerz ist nicht objektiv messbar. Schmerz lässt sich jedoch durch Suggestion beeinflussen (Havener 2010).

Eine Suggestion wird auch mit der Möglichkeit ausgelöst, an einer Studie teilzunehmen, bei der eine Wahrscheinlichkeit von 50 Prozent besteht, ein Verum zu erhalten. Dies beeinflusst die Eigenregulation eines Patienten gemäß der These, dass die Energie der Aufmerksamkeit folgt (Vaughan 2001; Bergmann 1994). Es wird jeweils zur Realität, worauf die Aufmerksamkeit gerichtet wird. Richtet sich die Aufmerksamkeit des Patienten auf das Verum, so wird er dessen Wirkung erleben. Wenn ein Behandler weiß, dass er ein Verum verabreicht, strahlt er diese positive Empathie möglicherweise durch minimale Regungen von Mimik und Gestik unbewusst aus, und ein Patient kann es durch seine Spiegelneurone (Kiene 2001) unbewusst spüren – ebenso natürlich die Verabreichung eines Placebos. Letztlich heißt das, dass die homöopathische Schmerztherapie allein durch die Verabreichung von Verum noch nicht vollständig abgeschlossen ist. Sie besteht zu einem Teil auch aus subjektive Wahrnehmung und Suggestion (Fuchs 2011).

Erwartungshaltungen der Patienten

Gaul (Gaul 2006) weist darauf hin, dass die Bereitschaft von Patienten, an Doppelblindstudien teilzunehmen, durch die Aussicht, ein Placebo zu erhalten, sinkt:

> Generell erklären sich Patienten eher bereit, an einer Studie mit offenem Design teilzunehmen. Demgegenüber ergeben sich bei verblindeten, insbesondere randomisierten Untersuchungen größere Probleme. So gaben 24 Prozent der potentiellen Teilnehmer einer fiktiven Hypertoniestudie an, nicht an einer placebokontrollierten Studie teilnehmen zu wollen. Die Bereitschaft, an der Studie teilzunehmen, stieg nur leicht, wenn die Wahrscheinlichkeit, ein Placebo zu erhalten, sank; entscheidend ist die Tatsache, ob überhaupt ein Placeboarm vorgesehen ist.

Inwieweit Therapieerfolge von der Kenntnis, dass es sich um eine Studie handelt, beeinflusst sind, lässt sich aus diesen Studien heraus nicht erkennen. Hier lässt sich mutmaßen, dass die Erwartungshaltung einen Einfluss auf die Therapieerfolge haben könnte. Der Nachweis kann in dieser Arbeit nicht erbracht werden.

Welche Erwartungshaltungen – Trotz oder Hoffnung – oder welche suggestiven Beeinflussungen durch die Verabreichung von Verum oder Placebo – bei den Teilnehmern der hier untersuchten RCTs eine Rolle gespielt haben, lässt sich nicht belegen. Festzuhalten bleibt jedoch, dass die Erwartungshaltung der Patienten bei RCTs durch die Frage, ob Verum oder Placebo auf etwas anderes gelenkt ist als bei Beobachtungsstudien. Damit verschieben sich selbstverständlich der Fokus und somit auch die Erwartungshaltung. Die Ergebnisse können dadurch beeinflusst sein, was jedoch nicht nachweisbar ist.

Auch Kaptchuk (Kaptchuk 2001) verweist anhand verschiedener Placebo- und Blind-Studien (Dahan 1986; Bergmann 1994; Kirsch 1988; Hughes 1989; Wolf 1950) auf die Macht der Psyche. Danach hat die Erwartungshaltung der Patienten, bei einer Blindstudie ein Placebo oder ein wirkstoffhaltiges Medikament zu erhalten, einen solch großen Einfluss auf die Messergebnisse, dass sogar die üblichen Wirkungen des verabreichten Medikaments ausgeschaltet oder gar konterkariert werden können:

> Cognitive states interacted with drug and placebo on at least several outcome measures at all measurement points. (…) Because of the radically different outcomes that the cognitive context of drug consumption produced, the authors considered that their result, in conjunction with the nicotine experiment above, showed that double-blind studies may lead to erroneous conclusions about the clinical effects of particular drugs.

Kaptchuk verweist zusätzlich auf den Hawthorne-Effekt, nach dem sich Verhaltensweisen allein durch das Bewusstsein ändern können, Subjekt einer Studie zu sein.

Wenn Begleiterscheinungen bestehen, die Anspannung, Stress und ein psychisches Ungleichgewicht signalisieren, dann kann dies die Eigenregulation dergestalt beeinflussen, dass die Gabe eines Verums – aufgrund der vorherigen Unsicherheit durch eine 50 Prozent-Wahrscheinlichkeit – einen geringeren Effekt aufweist (Bullinger 2000). Laut Kaptchuk können weitere psychische Faktoren das Ergebnis von RCTs beeinflussen:

> There are several ways in which the masking component in an ideal double-blind RCT could introduce bias into a trial. Knowledge that one has a chance of receiving placebo may introduce in a patient's perceptions uncertainty sufficient to decrease the magnitude of the response to either drug or placebo. Conversely, participation in an RCT may heighten sensitivity and vigilance on the part of either clinician or subject, thereby increasing the detection of beneficial (or adverse) responses. Participation in an RCT may create ambivalence, confusion, passivity, or absence of commitment among subjects (what researchers have called "resentful demoralization" and "voluntary submission"); any such factors could contribute to unpredictable reactions.

Deutlich wird: Bei RCTs ist das Arzt-Patienten-Verhältnis anders geartet als in den Beobachtungsstudien. Gaul (Gaul 2006) weist auf die Motivation von Patienten hin, an klinischen Studien teilzunehmen:

> Bei der Motivation von Patienten zur Teilnahme an klinischen Studien spielen das persönliche Vertrauensverhältnis zum betreuenden Arzt, die Schwere

der Erkrankung, die Wirksamkeit etablierter Therapieverfahren und der mit der Studienteilnahme verbundene individuelle Aufwand für den Patienten eine entscheidende Rolle.

Bei den hier untersuchten RCTs kann das persönliche Vertrauensverhältnis zum Arzt zunächst einmal als wenig relevant gewertet werden, da die Patienten sich nach öffentlichen Aufrufen gemeldet haben und dann den entsprechenden Studienärzten zugeordnet wurden. Ein Aspekt zur Teilnahme mag die Schwere der Erkrankung gewesen sein. Der Therapieerfolg kann daher durch eine höhere Erwartungshaltung beeinflusst sein.

Schwere der Erkrankung

Der von Gaul festgestellte Faktor der Schwere der Erkrankung, eine subjektiv empfundene Größe, wird auch in dieser Untersuchung manifest. Der Mittelwert bei dem entsprechenden Parameter der Beobachtungsstudien lag bei 56.9, der der RCTs bei 66.8. Dieser messbare Unterschied liegt vermutlich in der Art der Patientenrekrutierung. Die Rekrutierung in den Beobachtungsstudien erfolgte in der Regel nach Eintritt in die ärztliche Praxis. Hier wird der Arzt einem Gutteil der Patienten bekannt gewesen sein und ein Vertrauensverhältnis bestanden haben. Vermutlich wurde auch die Behandlungsform Homöopathie als effizient akzeptiert, denn sonst hätten diese Patienten sich alternativ Behandler suchen können, die mit klassischen Methoden behandeln, etwa Schmerzmitteln.

Die Rekrutierung in den RCTs erfolgte bei der Studie von Walach über einen Aufruf durch regionale Medien. Der Fokus zur Teilnahme an der Studie ist auf die Erkrankung selbst, weniger auf die Behandlungsform ausgerichtet, die wohl vor allem als arm an Nebenwirkungen eine Teilnahmebereitschaft unterstützt haben könnte. In der Studie von Whitmarsh kann über die Rekrutierung nichts ausgesagt werden.

Arzt-Patienten-Verhältnis

Das Arzt-Patienten-Verhältnis ist in den Studien sehr unterschiedlich. So ist in den Beobachtungsstudien die therapeutische Situation von der Tatsache, dass eine Studie durchgeführt wurde, unbeeinflusst. Ganz anders ist die Situation in den RCTs, da die Patienten sich hier freiwillig für die Studien zur Verfügung gestellt haben. Es ist ihnen also bewusst Subjekt einer Studie zu sein. Hier ist die Vergleichbarkeit der Gruppen nicht problematisch, deren Zusammensetzung, deren Behandlung, Informationsstand und Beurteilung jedoch kritisch zu betrachten. Aufgrund dieser Selektion kann es zu mangelnder Generalisierbarkeit der Ergebnisse kommen, insbesondere wenn man nicht auf den Vergleich Verum-Placebo fokussiert, sondern die Verumgruppen allein betrachtet. Die therapeutische Situation ist nicht darstellbar. Immerhin ist das Setting sowohl in den RCTs als auch in den Beobachtungsstudien gut messbar.

Bezug nehmend auf die Rekrutierung kann die Einflussgröße Arzt hier hinterfragt werden. Haben sich die Patienten in den Beobachtungsstudien die Behandler selbst gewählt (Vertrauensbasis, Empfehlung, Sympathie), wurden in den RCTs die Patienten vor keine Wahl gestellt. Ungeklärt bleibt die Frage nach der möglichen suggestiven Beeinflussung der Patienten (Fritzsche 2008). Auch darüber geben die Studien keine Auskunft.

Alter der Patienten und Erkrankungsdauer

Der Therapieerfolg variiert je nach Alter des Patienten. Je jünger der Patient desto erfolgreicher die Therapie, das ist besonders bei den Beobachtungsstudien deutlich geworden, wobei ein altersspezifischer Vergleich bei den RCT-Patienten auch schlecht möglich ist.

In den Beobachtungsstudien liegt die Erkrankungsdauer bei der Studie von Anelli (Anelli 2002) bei 4,4 ± 2,3 Jahren bzw. bei 10,6 ± 10,3 Jahren (Witt). Das mittlere Lebensalter variiert von 31,4±16,2 Jahren (Güthlin) bis 39,0±11,3 Jahren (Anelli).

Im Schnitt waren die Patienten der RCTs 10 Jahre älter als die der Beobachtungsstudien.

Bei einer kürzeren Anamnese ist, der homöopathischen Theorie nach, von einer schnelleren Besserung auszugehen; eventuell auch ein Grund, der die Unterschiede im Outcome erklären kann, bei dem die Patienten der Beobachtungsstudien deutlich bessere Heilungserfolge erlebten.

Fehlen der Bestimmung von Geschlecht und Arbeitspensum der Behandler

Marian (Marian 2008) weist auf den hohen Anteil von Teilzeit arbeitenden Ärztinnen unter den homöopathisch arbeitenden Medizinern hin:

> We found significantly more female physicians in the HP group (31 %) than in the CP group (13 %). (…) One third (34 %) of the homeopathic doctors were working part-time, in contrast to 9 % of their conventional peers.

Resonanzphänomen nach Thurneysen

Das von Thurneysen (Thurneysen 1998) angeführte Resonanzphänomen kann in multizentrischen Beobachtungsstudien bei freier Therapeutenwahl aufgetreten sein:

> In the course of homoeopathic case-taking one can observe an intensive dynamic interaction, during which the patient will mostly experience a feeling of being eventually perceived and taken seriously. Therefore, he will start to tell further unasked details.

> The associative link through Materia medica knowledge enables the homoeopath to approach even indirectly yet uncovered fields. The more the interview is spontaneous, the greater the chance arises that central key points of the patient can be freed. In such situations a specific sensation can happen, which the author calls resonance phenomenon; it is hard to put into words, but is very clearly felt – in the author's case in the region of the solar plexus. At this moment, the patient as well as the homoeopath realise immediately that a very important point of the patient's history is reached. The idea, essence, problem or character of this key-point has absolutely to be covered by the later prescribed remedy. As this phenomenon is not measurable, there remains the unanswered question whether the conditions which allow its happening are just a placebo effect.

Bei den randomisierten, placebokontrollierten Studien war das Augenmerk auf isolierte Interventionen gerichtet. Die Bedeutung des Therapie-Setting (Linde 2006) wird hier ausgeklammert. Dieses Setting ist aber ein Bestandteil der Therapie in der Komplementärmedizin so Marian (Marian 2008):

> These findings reflect the fundamental differences between conventional and homeopathic medicine: in conventional care, a diagnosis is needed and specific problems are treated with specific procedures and medication. In homeopathy it is believed that the cause of all diseases is the disturbance of the person's life force, and all complaints are individual expressions of this. Accordingly, homeopathic treatment is based on all reported or observed symptoms of the patient's body and personality.

Indeed, the physician can be lost without the patient's cooperation, because collection of characteristic symptoms is the central issue of choosing the optimal homeopathic remedy. This active role of the patient in both remedy-seeking process and healing process (taking responsibility for their health) may contribute to the positive assessment of the quality of communication and thoroughness by patients of HP. These patient- and physician-related factors may also be the reason for greater thoroughness reported by patients of HP.

Responseraten

Die Aussagefähigkeit der Responseraten bei den Beobachtungsstudien ist kritisch zu beleuchten. Die Responserate der norwegischen Studie lag z.B. bei 50 Prozent. Ähnliches zeigt sich auch bei den Studien von Muscari (Responserate 83 Prozent), Anelli (40 Prozent) und Güthlin (55 Prozent). Damit wird nicht nur die Datenbasis geschmälert, es stellt sich auch die Frage, wie es zu dieser geringen Responserate gekommen ist und ob die Studienpopulationen nicht stark selektiert sind, da vornehmlich Therapieresponder (oder Therapie-Non-Responder) geantwortet haben. Hierzu nimmt leider nur die Studie von Witt Stellung, indem sie einen solchen Zusammenhang im Wesentlichen verneint (es wird von „zufälligen Drop-outs" ausgegangen, die nicht mit dem aktuellen Krankheitszustand erklärt werden können – wohl aber mit der Krankheitsgeschichte). Alle anderen Studien ignorieren das Problem.

Responseraten sind auch Untersuchungsgegenstand der Markt- und Meinungsforschung. Hier zeigte die Untersuchung von Holbrook et al. (Holbrook 2007), dass die Rücklaufquote nicht unbedingt Unschärfen bei der Abbildung soziodemografischer Verteilung bringt.

Eingeschränkte Erfassung der Lebensqualität

Bei dem MOS-SF-36 handelt es sich um ein häufig eingesetztes und weit verbreitetes Instrument zur Erhebung der physischen und psychischen gesundheitsbezogenen Lebensqualität. In dieser Studie konnten jedoch nur einzelne Dimensionen, insbesondere die Schmerzdimension, dieses eigentlich umfassenden Instruments verwendet werden, da nicht alle Einzelstudien darauf zurückgriffen. Das führt zu einer eingeschränkten Erfassung der Lebensqualität und ist nicht erschöpfend. Die Fragestellungen, die zum Vergleich in dieser Arbeit herangezogen wurden, zielen ausschließlich auf physische Symptomatik. Es finden sich Kritiken am MOS-SF-36, es läge eine sehr verhaltensorientierte Konzeptualisierung von Lebensqualität vor (Bullinger 2000). Insgesamt kann man die Veränderung im Verhalten, in der täglichen psychischen Belastbarkeit nicht beurteilen. Daher scheint es nicht möglich, eine klare Aussage über die Veränderung der Lebensqualität im Bereich der sozialen Strukturen (Haushalt, Arbeit, Wohlbefinden) zu machen. Es ist nicht möglich, Rückschlüsse zum sozialen Verhalten über Angaben zum Schmerz zu ziehen.

Mangelnde Präzision durch unterschiedliche Dauer der Studien

Ein wesentlicher Kritikpunkt, der die Vergleichbarkeit der Einzelstudien einschränkt, ist die unterschiedliche Beobachtungsdauer. So stehen die Beobachtungsstudien mit einer Beobachtungsdauer von maximal 26 Wochen den RCTs mit einer kürzeren Dauer von maximal 16 Wochen gegenüber. Als homöopathische Faustregel gilt, dass ein Jahr Erkrankungsdauer einen Monat Behandlungsdauer erfordert. Die steht im offensichtlichen Gegensatz zu der Studiendauer und der Erkrankungsdauer der Patienten. Die Erkrankungsdauer in den RCTs ist deutlich höher als in den Beobachtungsstudien. Gerade aber in den RCTs ist die Beobachtungsdauer kürzer. Es ist also denkbar, dass die Studiendauer nicht ausreichend war für ein deutlicheres

Ergebnis. Rutten und Frei (Rutten u. Frei 2006) schlagen eine fünfjährige Dauer von RCTs vor, um der homöopathischen Behandlung gerecht werden zu können.

Fehlende Angaben zur Begleitmedikation

Es ist auf die fehlenden beziehungsweise unvollständigen Angaben zur Einnahme von Begleitmedikationen kritisch zu verweisen. Hier wären nicht nur deshalb genauere Angaben hilfreich, um deren Einfluss auf den Therapieerfolg, von dem der homöopathischen Arzneimittel abgrenzen zu können, sondern auch um mögliche, von den Homöopathen immer wieder behauptete Interaktionen zwischen konventionellen und homöopathischen Arzneimitteln abschätzen zu können (Rudat 1998).

Chemische Präparate können eventuell einen Einfluss auf das Therapieergebnis haben. Als Anregung zu weiteren Studien könnte man zu definierten Zeitpunkten homöopathische Hochpotenzen verabreichen. Im Falle einer Schmerzattacke darf der Patient ein Analgetikum zu sich nehmen. Es ist kritisch zu betrachten, ob der Patient erstens wahre Angaben oder Gefälligkeitsangaben zur Einnahme macht und zweitens, ob es einen Einfluss auf den Erfolg der homöopathischen Behandlung und somit auf das Studienergebnis hat. Es ist zu überlegen, ob es nicht besser wäre, dass anstatt eines Analgetikums eine Tiefpotenz (D6, D12 mehrfach täglich) des gleichen Mittels (Geißler 2005) bei einer akuten Schmerzattacke verabreicht werden sollte. Bei einer fehlenden Wirkung des homöopathischen Akutmittels kann auf eine allopathische Therapie zurückgegriffen werden.

Fehlende Festlegung der Mittel und Potenzstufen

Ebenso könnte die Verwendung bestimmter vorab festgelegter homöopathischer Mittel (Whitmarsh) sowie festgelegter Potenzstufen von C30 und darüber hinaus (Whitmarsh, Walach) das Ergebnis beeinflusst haben. Dies ist mit dem vorhandenen Datenmaterial nicht belegbar – und auch nicht widerlegbar.

In den Beobachtungsstudien war die Wahl des homöopathischen Mittels sowie der Potenzstufe frei wählbar. Es liegt keine konkrete Dokumentation vor, die weitere bzw. konkretere Schlüsse zulässt.

Relevanz der verwendeten homöopathischen Mittel

Kritisch ist festzuhalten, dass in allen Studien, RCTs wie Beobachtungsstudien, nicht nur die Wirksamkeit bzw. Unwirksamkeit der homöopathischen Mittel geprüft wurde, sondern indirekt ebenfalls die Fähigkeit der richtigen Mittelfindung des Behandlers. In der homöopathischen Lehre ist dieses Kriterium für den Erfolg bzw. Misserfolg einer Therapie mitentscheidend. In den Beobachtungsstudien hätte es sich daher angeboten, die Therapieerfolge nach den einzelnen Behandlern zu differenzieren, wobei natürlich hier berücksichtigt werden muss, dass nicht jeder Behandler gleich in seinen Erfahrungen und Methoden ist.

Fehlen der kontinuierlichen Dokumentation der Dauer der Erst- und Folgeanamnesen

Es fehlt in den Studien die kontinuierliche Dokumentation der Dauer der Erst- und Folgeanamnesen. Dadurch gibt es keine Möglichkeit abzuklären, ob es einen Zusammenhang zwischen der Dauer der Anamnese (Arzt-Patienten-Beziehung) und den Ergebnisse gibt. Die Untersuchung von Marian (Marian 2008) zeigt zumindest, dass das Anamnesegespräch bei homöopathischer Behandlung deutlich länger dauert als bei konventioneller medizinischer Behandlung:

> Consultation times adjusted for gender and age of patients (LS-means) were significantly longer in the HP [homoeopathic] group, averaging 29 minutes, compared to 17 minutes in the CP group.

Die Patienten erhalten so mehr Aufmerksamkeit, was ihrem Heilungsprozess zuträglich sein kann. Ob und wie die Unterschiede bei RCTs und Beobachtungsstudien waren, lässt sich nicht belegen.

Störfaktoren

Kaptchuk (Kaptchuk 2001) zählt die vielfältigen Parameter auf, die Studien verfälschen können, darunter „chance, bias, biased reporting and true heterogeneity (discrepancies due to differences in the participants or interventions in the randomized and nonrandomized studies) and preference effects" (Kaptchuk 2001) und Kiene (Kiene 2001) weist in seinem Buch umfassend auf die verschiedensten Störfaktoren hin. Die Unwägbarkeiten vorliegender Arbeit wurden dargelegt. Im Folgenden sollen daraus Schlussfolgerungen für kommende Forschungen gezogen werden.

Hinweise für weitere Forschungen

Als erstes ist der Zusammenhang zwischen bestimmten weiteren Erkrankungen und Kopfschmerzen zu beleuchten. Als aussagekräftig erwies sich die Dokumentation von zusätzlichen Erkrankungen durch die Patienten. Hier zeigen sich Zusammenhänge zwischen Patienten mit chronischem Spannungskopfschmerz und Migräne und dem Auftreten bestimmter Erkrankungen. Beispielsweise deuten die Ergebnisse von Anelli und Witt auf einen gewissen Anteil an Kopf-Hals-Erkrankungen bei Kopfschmerzpatienten hin. Hier bliebe zu fragen, ob die Kopfschmerzen eventuell aus einer Schonhaltung resultieren, die zu Verspannungen führt. Auch Hauterkrankungen scheinen mit Kopfschmerzen korrelieren zu können – eventuell ein Zeichen für psychische Belastung.

In der Studie von Walach war es nicht möglich, aus der dort verwendeten Freiburger Beschwerdeliste die Kopfschmerzerkrankungen aus den Allgemeinbeschwerden herauszufiltern.

Somit konnte die Gruppe der Allgemeinbeschwerden nicht in die Auswertung einbezogen werden. Diese Problemstellung sollte gezielter dokumentiert werden.

Spezifischere Dokumentation der Schmerzqualität und der Schmerzquantität

Diese Arbeit kann nicht als Schlusspunkt der Diskussion gesehen werden, sondern als Ausgangspunkt für weitere Studien. Dabei wäre eine spezifischere Dokumentation der Schmerzqualität und der Schmerzquantität hilfreich, wie sie z. B. in den folgenden Fragebögen abgefragt werden: Erfassung der Schmerzintensität mittels kombinierter visueller Analogskalen (VAS) und numerischer Ratingskalen (NRS), Erfassung der Schmerzqualität mittels Schmerzempfindungsskala (SES), Erfassung möglicher psychischer Beeinträchtigungen mittels der Allgemeinen Depressivitätsskala (ADS) sowie Erfassung der Lebensqualität mittels des Fragebogens zur Befindlichkeit und des Pain Disability Index (PDI) der Deutschen Gesellschaft für Schmerztherapie.

In zukünftigen Untersuchungen sollten für die Schmerzdarstellung verschiedene Messinstrumente angewandt werden. Hierzu gehören der MOS-SF-36, die Schmerzintensität gemessen auf einer Visuell-Analog-Skala (VAS), der Schmerzempfindungsindex (SES), die allgemeine Depressionsskala (ADS) sowie der Pain Disability Index (PDI). Es sollten zusätzlich vorhandene Erkrankungen, die bestimmte symptomatische Beziehungen darstellen könnten, dokumentiert werden. Außerdem sollten Einschränkungen durch den Schmerz und die Lebensqualität der Patienten aufgenommen werden.

Fazit

Bemerkenswert erscheint, dass sowohl bei Beobachtungsstudien wie bei RCTs eine mindestens 50 prozentige Erfolgsquote durch Schmerzreduktion für die Homöopathie zu verbuchen ist. Der Unterschied zwischen den Studien zeigte sich bei der Patientenklientel im Alter sowie in der Dauer der Erkrankung. Die Patienten in den

Beobachtungsstudien gehören einer jüngeren Altersgruppe an, als die Patienten aus den RCTs, deren Altersdurchschnitt deutlich höher liegt. Hinweise auf psychische Faktoren, die zur Heilung beitrugen, ergeben sich vor allem im Arzt-Patienten-Verhältnis. Es kann deshalb vermutet werden, dass das bessere Therapieergebnis der Beobachtungsstudien in dem Arzt-Patienten-Verhältnis begründet liegt. Das Design der Beobachtungsstudien unterstützt die Vertrauensbasis zwischen Arzt und Patient auf zweierlei Weise. Zum einen weiß der Patient, dass er mit Verum behandelt wird, was auf einen Behandlungserfolg begünstigt, zum anderen erfährt der Patient eine höhere Aufmerksamkeit durch ein längeres Anamnesegespräch, was ebenso einen Behandlungserfolg unterstützt. Insofern tragen die Ärzte in den Beobachtungsstudien zur Entspannung der gestressten Patienten bei. In den Beobachtungsstudien suchten sich die Patienten ihre Behandler und die homöopathische Methode selbst aus, es gab also ein Vertrauensverhältnis, und die Patienten mussten sich keine Gedanken darüber machen, ob sie nun ein Verum oder ein Placebo erhielten. So sollte der vertrauensvollen Interaktion zwischen Arzt und Patienten im Heilungsprozess in zukünftigen Studien mehr Aufmerksamkeit geschenkt werden.

6 Zusammenfassung

Die Homöopathie gehört in Deutschland zu der meist verbreiteten, aber auch umstrittensten komplementärmedizinischen Verfahren. Gleichzeitig ist Deutschland nach Frankreich der zweitgrößte Markt für homöopathische Arzneimittel in der EU. Im Widerspruch dazu steht, dass sich Patienten unter homöopathischer Behandlung zwar verbessern, aber es keinen methodischen hochwertigen Beleg dafür gibt, dass dies auf die spezifische Wirkung homöopathischer Arzneimittel zurückzuführen sei. Ziel dieser Arbeit ist es, die bisherigen Ergebnisse aus Beobachtungsstudien und randomisierten placebo-kontrollierten Studien zur Homöopathie am Beispiel der Kopfschmerzstudien systematisch gegenüberzustellen und zu analysieren, welche

Unterschiede es in Setting, Patientenklientel, Behandlung und Ergebnismessung gibt und wie diese sich ggf. auf das Studienergebnis auswirken können.

Es wurden die Originaldaten von randomisierten kontrollierten Studien (RCTs) und unkontrollierten prospektiven Beobachtungsstudien zur homöopathischen Behandlung von Migräne und Spannungskopfschmerzen unter den oben genannten Gesichtspunkten analysiert und die Ergebnisse miteinander verglichen. Es wurden außerdem beschreibende Daten zu Studiendesign, Studienpopulation und Behandlung berücksichtigt. Da bestimmte Sachverhalte in den verschiedenen Studien unterschiedlich erhoben wurden, z. B. mit unterschiedlichen Instrumenten bzw. Verfahren und zu unterschiedlichen Zeitpunkten gemessen wurde, mussten die Daten in eine inhaltlich und strukturell vergleichbare Form gebracht werden. Kategorisiert wurde hinsichtlich des Alters der Patienten zu Behandlungsbeginn (vier Altersklassen), Erkrankungsdauer, allgemeiner Gesundheitszustand, Stärke der Kopfschmerzen, Beeinträchtigung des Alltags, Schwere der Erkrankung und die zusammengefassten Begleiterkrankungen zu Krankheitsgruppen.

Insgesamt konnten die Originaldaten von zwei RCTs und fünf unkontrollierten Beobachtungsstudien in die Analyse einbezogen werden. Damit lagen die Daten von 953 Kopfschmerzpatienten vor (93 aus RCTs und 860 aus Beobachtungsstudien). Patienten in den Beobachtungsstudien waren im Mittel jünger als Patienten in den RCTs (Männer: 32,0±16,8 Jahre versus 49,3±10,2 Jahren und Frauen 35,6±13,6 versus 44,0±10,1). Patienten in den Beobachtungsstudien und RCTs hatten eine vergleichbare Stäke der mittleren Kopfschmerzen (auf einer Skala von 0-100 in den Beobachtungsstudien 58,8±19,3 und in den RCTs 61,6±16,6). Jedoch hatten Patienten in den Beobachtungsstudien eine im Mittel um 16 Jahre kürzere Erkrankungsdauer.

Betrachtet man die Unterschiede in Bezug auf die Komorbidität der eingeschlossen Patienten, so treten insbesondere Herz-Kreislauf- bzw. Magen-Darm-Erkrankungen häufiger bei den RCTs auf. Die Schwere der Kopfschmerzerkrankung war in den meisten Studien vergleichbar. Es ließ sich feststellen, dass es den RCT-Patienten im Vergleich zum Zustand vor der Behandlung nach der Therapie (pre-post Vergleich) kaum besser ging, während sich eine deutliche Verbesserung bei den Patienten der Beobachtungsstudien zeigte. Dies wurde hinsichtlich der Schwere der Erkrankung, des allgemeinen Befindens und der Kopfschmerzintensität deutlich. In Punkten ausgedrückt liest sich das Ergebnis folgendermaßen. Der gesundheitliche Zustand der RCT-Patienten verbesserte sich kaum (-7,7±26,4 Punkte) nach Abschluss der Therapie, demgegenüber änderte sich der Zustand der Patienten der Beobachtungsstudien deutlicher um 39,4±22,1 Punkte.

Die eingeschlossenen Studien unterschieden sich durch das Studiensetting und die Studiendurchführung. So gab es wesentliche Unterschiede hinsichtlich der behandelten Patientenpopulationen, der Rekrutierung der Patienten, des allgemeinen Umfelds, in dem sie behandelt wurden, den Ländern, sowie weiterer Rahmenbedingungen. Die meisten Studien wurden national durchgeführt, jedoch gab es auch Studien, die international durchgeführt wurden. Bei den RCTs wurden die Patienten entweder durch eine auf Kopfschmerzen oder Migräne spezialisierte Klinik rekrutiert oder aber auch durch Anzeigen. Hier kann man davon ausgehen, dass diese Patienten sich eher nicht aus eigenem Antrieb in eine homöopathische Behandlung, die sie aus eigener Tasche hätten bezahlen müssen, begeben hätten. Bei den Beobachtungsstudien wurden hingegen ausschließlich Patienten eingeschlossen, die aktiv und unabhängig von der Studie einen homöopathischen Arzt aufsuchten. Daraus lässt sich vermuten, dass sich ggf. die Erwartungshaltung hinsichtlich des Therapieerfolgs bei diesen Patientengruppen unterschied. Möglicherweise spiegeln die unterschiedlichen Ergebnisse im pre-post-Vergleich zwischen Beobachtungsstudien und RCTS Aspekte eines Kontexteffekts wieder.

Es lässt sich zusammenfassen, dass sich RCTs und Beobachtungsstudien zur Homöopathie und Kopfschmerzen sowohl im Studiensetting, den eingeschlossenen Patienten und den Ergebnissen unterscheiden. Es wird vermutet, dass nichtspezifische Effekte bei den Beobachtungsstudien deren Ergebnisse relevant beeinflussen.

7 Literatur

Anelli M, Scheepers L, Sermeus G, Van Wassenhoven M. Homeopathy and health related Quality of Life: a survey in six European countries. Homeopathy 2002;91:18-21.

Antike Heilkunst. 5. Auflage ed. Leipzig: Reclam; 1986.

Ashina S, Babenko L, Jensen R, et al. Increased muscular and cutaneous pain sensitivity in cephalic region in patients with chronic tension-type headache. Eur J Neurol 2005;12:543-549.

Astin JA, Harkness E, Ernst E. The efficacy of "distant healing": a systematic review of randomized trials. Annals of internal medicine 2000;132:903-910.

Becker-Witt C, Ludtke R, Weisshuhn TE, Willich SN. Diagnoses and treatment in homeopathic medical practice. Forschende Komplementärmedizin und klassische Naturheilkunde = Research in complementary and natural classical medicine 2004;11:98-103.

Bendtsen L, Jensen R, Olesen J. A non-selective (amitriptyline), but not a selective (citalopram), serotonin reuptake inhibitor is effective in the prophylactic treatment of chronic tension-type headache. Journal of neurology, neurosurgery, and psychiatry 1996;61:285-290.

Bendtsen L, Jensen R, Olesen J. Qualitatively altered nociception in chronic myofascial pain. Pain 1996;65:259-264.

Bergmann JF, Chassany O, Gandiol J, et al. A randomised clinical trial of the effect of informed consent on the analgesic activity of placebo and naproxen in cancer pain. Clinical trials and meta-analysis 1994;29:41-47.

Bernstein DA, Borkovec TD. Entspannungs-Training. Handbuch der progressiven Muskelentspannung nach Jacobson: Klett-Cotta/J.G. Cotta´sche Buchhandlung Nachfolger; 2004.

Blanchard EB, Andrasik F, Silver BV. Biofeedback and relaxation in the treatment of tension headaches: a reply to Belar. Journal of behavioral medicine 1980;3:227-232.

Brigo, Serpelloni. Homeopathic treatment of migraines. A randomized double-blind controlled study of sixty cases. The Berlin Journal on Research in Homeopathy 1991;1:98-102.

Bullinger M. Erfassung der gesundheitsbezogenen Lebensqualität mit dem SF-36-Health Survey. In: Springer ed.: Bundesgesundheitsblatt, Gesundheitsforschung, Gesundheitsschutz. Leitthema Gesundheitsbezogene Lebensqualität 2000;43(3):190-197.

Clover A. Patient benefit survey: Tunbridge Wells Homoeopathic Hospital. The British homoeopathic journal 2000;89:68-72.

Dahan R, Houlbert D, Caulin C, et al. Prevention of deep vein thrombosis in elderly medical in-patients by a low molecular weight heparin: a randomized double-blind trial. In: Haemostasis 1986; 16(2):159-164.

Deutsche Migräne- und Kopfschmerzgesellschaft. Wenn Kinder Kopfschmerzen haben. Informationen für Patientinnen und Patienten; 2005.

Deutscher Zentralverband homöopathischer Ärzte (DZVhÄ) Consensus Homöopathische Arzneimittelprüfungen [Homeopathic Provings] 1998-2000, ed. Gerhard Bleul. Europäisches Institut für Homöopathie; Köthen 2002.

Diamond S, Baltes BJ. Chronic tension headache--treated with amitriptyline--a double-blind study. Headache 1971;11:110-116.

Diemer W, Burchert H. Chronische Schmerzen - Kopf- und Rückenschmerzen, Tumorschmerzen. Heft 2 ed.: Robert-Koch-Institut 2002.

Diener HC, Kronfeld K, Boewing G, et al. Efficacy of acupuncture for the prophylaxis of migraine: a multicentre randomised controlled clinical trial. Lancet neurology 2006;5:310-316.

Diener HC, Limmroth V. Medication-overuse headache: a worldwide problem. Lancet neurology 2004;3:475-483.

Diener HC, Putzki N. Leitlinien für Diagnostik und Therapie in der Neurologie Herausgegeben von der Kommission "Leitlinien der Deutschen Gesellschaft für Neurologie". 3. Auflage ed.: Thieme; 2003.

Diener HC, Putzki N. Leitlinien für Diagnostik und Therapie in der Neurologie Herausgegeben von der Kommission "Leitlinien der Deutschen Gesellschaft für Neurologie". 4, Auflage ed.: Thieme; 2008.

Diener HC, Schneider R, Aicher B. Pro-Kopf-Verbrauch von Schmerzmitteln. Eine Erhebung in neun Ländern über 20 Jahre (1985 bis 2005). In. 37/2008 ed.: PZ Pharmazeutische Zeitung online (Erstveröffentlichung in Journal of Headache and Pain 2008).

Diener HC. Kopfschmerzen. 1. Auflage ed. Stuttgart: Thieme; 2003.

Dunkel M. Schmerz als psychosomatisches Geschehen. In: Medizin&Wissen; 2005:321-331.

Eisenberg DM, Kessler RC, Foster C, et al. Unconventional medicine in the United States. Prevalence, costs, and patterns of use. The New England journal of medicine 1993;328:246-252.

Eisenberg DM. Advising patients who seek alternative medical therapies. Annals of internal medicine 1997;127:61-69.

Emrich O, Seemann H. Schmerzmessung - und dokumentation: Medizin&Wissen/Urban& Vogel GmbH; 2005:3:65-80.

Endres HG, Böwing G, Diener HC, et al. Acupuncture for tension-type headache: a multicentre, sham-controlled, patient- and observer-blinded, randomised trial. In: The Journal of Headache and Pain 2007;8:306-314.

Ernst E. Homeopathic prophylaxis of headaches and migraine? A systematic review. Journal of pain and symptom management 1999;18:353-357.

Evers S, Kropp P, Pothmann R, et al. Therapie idiopathischer Kopfschmerzen im Kindes- und Jugendalter. Revidierte Empfehlungen der Deutschen Migräne- und Kopfschmerzgesellschaft (DMKG) und der Gesellschaft für Neuropädiatrie. In: Deutschen Migräne- und Kopfschmerzgesellschaft (DMKG) Gesellschaft für Neuropädiatrie; 2008.

Evers S, May A, Fritsche G, et al. Akuttherapie und Prophylaxe der Migräne. Leitlinie der Deutschen Migräne- und Kopfschmerzgesellschaft und der Deutschen Gesellschaft für Neurologie. Nervenheilkunde 2008;10:933-949.

Evers S, Pothmann R, Überall M, et al. Therapie idiopathischer Kopfschmerzen im Kindesalter. Schmerz 2002;16:48-56.

Ferrari MD, Roon KI, Lipton RB, Goadsby PJ. Oral triptans (serotonin 5-HT(1B/1D) agonists) in acute migraine treatment: a meta-analysis of 53 trials. Lancet 2001;358:1668-1675.

Fogelholm R, Murros K. Tizanidine in chronic tension-type headache: a placebo controlled double-blind cross-over study. Headache 1992;32:509-513.

Frankenberg S, Pothmann R, Müller B, et al. Epidemiologie von Kopfschmerzen bei Schulkindern. Heidelberg: Springer 1992:433-435.

Fritzsche C. Randomisierte klinische Studien (RCT), vom Goldstandard zum Sorgenkind 2008. URL: http://www.psychophysik.com/h-blog/?p=828 (30.4.2012).

Fuchs C. Pressekonferenz zur Veröffentlichung der Stellungnahme des Wissenschaftlichen Beirats der Bundesärztekammer „Placebo in der Medizin". Berlin 2011.

Gaul C, Schmidt T, Helm J, et al. Motivation und Barrieren für die Teilnahme an klinischen Studien. In: Medizinische Klinik. Intensivmedizin und Notfallmedizin 2006;101(11):873-879.

Glaeske G. Psychotrope und andere Arzneimittel mit Missbrauchs- und Abhängigkeitspotential. In: Deutsche Hauptstelle für Suchtfragen. Jahrbuch Sucht 2009 Geesthacht: Neuland 2009:72-98.

Goadsby PJ, Lipton RB, Ferrari MD. Migraine--current understanding and treatment. The New England journal of medicine 2002;346:257-270.

Göbel H. Die Kopfschmerzen. 2. Auflage ed. Heidelberg: Springer; 2004.

Göbel H. Weil ich mit Schmerzen leben muss. Interviews mit Schmerzpatienten: Therapiewege bei chronischen Beschwerden: Südwest-Verlag; 2006.

Goldstein MS, Glik D. Use of and satisfaction with homeopathy in a patient population. Altern Ther Health Med 1998;4:60-65.

Groenewold M, Raspe H. Alternative Verfahren in der Medizin - Kosten, Lebensqualität und Gesundheitsverhalten. Dissertation Univ. Lübeck, Med. Fakultät 2006.

Güthlin C, Walach H. Effects of acupuncture and homeopathy: prospective documentation. Interim results. The British homoeopathic journal 2000;89 Suppl 1:S31-34.

Hadjikhani N, Sanchez Del Rio M, Wu O, et al. Mechanisms of migraine aura revealed by functional MRI in human visual cortex. Proceedings of the National Academy of Sciences of the United States of America 2001;98:4687-4692.

Hahnemann S. Organon der Heilkunst "Aude sapere". 6. Auflage ed. Heidelberg: Haug Verlag; 1999.

Hahnemann S. Versuch über ein neues Prinzip zur Auffindung der Heilkräfte der Arzneisubstanzen, nebst einigen Blicken auf die bisherigen, in: Christoph Wilhelm Hufeland ed. Journal der practischen Arzneykunde und Wundarzneykunst, 1796, Zweiter Band.

Haidinger G, Gredler B. Degree of familiarity, frequency of use and success of alternative healing methods in Austria-results of a population survey. Das öffentliche Gesundheitswesen 1988;50:9-12.

Hammill JM, Cook TM, Rosecrance JC. Effectiveness of a physical therapy regimen in the treatment of tension-type headache. Headache 1996;36:149-153.

Hanssen B, Grimsgaard S, Launso L, et al. Use of complementary and alternative medicine in the Scandinavian countries. Scandinavian journal of primary health care 2005;23:57-62.

Härtel U, Volger E. Inanspruchnahme und Akzeptanz klassischer Naturheilverfahren und alternativer Heilmethoden - Ergebnisse einer repräsentativen Bevölkerungsstudie. Klassisch Naturheilkd 2004;11:327-334.

Havener T, Spitzbart M. Denken Sie nicht an einen blauen Elefanten! 1. Auflage 1.März 2010 ed.: rororo; 2010.

Holbrook AL, Krosnick JA, Pfent A. The Causes and Consequences of Response Rates in Surveys by the News Media and Government Contractor Survey Research Firms. In: Advances in Telephone Survey Methodology eds. Lepkowski JM, Tucker C, Brick JM, de Leeuw ED, Japec L, Lavrakas PJ, Link MW, Sangster RL, 2007:499–528.

Hugger A, Göbel H, Schilgen M. Gesichts- und Kopfschmerzen aus interdisziplinärer Sicht. 1. Auflage ed. Berlin: Springer; 2005.

Hughes JR, Gust SW, Keenan RM, et al. Nicotine vs Placebo Gum in General Medical Practice. In: JAMA 1989;261:1300-1305.

Jacobs J, Chapman EH, Crothers D. Patient characteristics and practice patterns of physicians using homeopathy. Archives of family medicine 1998;7:537-540.

Jensen R, Bendtsen L, Olesen J. Muscular factors are of importance in tension-type headache. Headache 1998;38:10-17.

Kaptchuk TJ. The double-blind, randomized, placebo-controlled trial: gold standard or golden calf? Journal of clinical epidemiology 2001;54:541-549.

Kiene H. Komplementäre Methodenlehre der klinischen Forschung: cognition based medicine. Berlin; Heidelberg; New York; Barcelona; Hongkong; London; Mailand; Paris; Singapur; Tokio: 2001.

Kirsch I, Weixel LJ. Double-blind versus deceptive administration of a placebo. In: Behavioral Neuroscience 1988;102:319-323.

Kleine Enzyklopädie der Gesundheit. 5. Auflage ed. Leipzig; 1959.

Korzilius H. "Alternative Heilmethoden": Eine Art Glaubenskrieg. Deutsches Ärzteblatt 1998;36:2075-2079.

Lampl C. Moderne angewandte Migränetherapie. 1. Auflage ed. Bremen: UNI-MED SCIENCE; 2007.

Langemark M, Jensen K, Jensen TS, et. al. Pressure pain thresholds and thermal nociceptive thresholds in chronic tension-type headache. Pain 1989;38:203-210.

Limmroth V. Kopf-und Gesichtsschmerzen. Diagnostik und Therapie auf Basis der 2. IHS-Klassifikation und der Therapie-Leitlinien der DGN. 1. Auflage ed. Stuttgart: Schattauer 2006.

Linde K, Allais G, Brinkhaus B, et al. Acupuncture for tension-type headache. Cochrane Database Systematic Reviews 2009a;1:CD007587.DOI:10.1002/14651858.CD007587.

Linde K, Allais G, Brinkhaus B, et. al. Acupuncture for migraine prophylaxis. Cochrane Database Systematic Reviews 2009b;1:CD001218. DOI:10.1002/14651858.CD001218.pub2.

Linde K, Jonas W. Are the clinical effects of homoeopathy placebo effects? Lancet 2005;366:2081-2082; author reply 2083-2086.

Linde K, Streng A, Jurgens S, et al. Acupuncture for patients with migraine: a randomized controlled trial. Jama 2005;293:2118-2125.

Linde K. The specific placebo effect. Bundesgesundheitsblatt, Gesundheitsforschung, Gesundheitsschutz 2006;49:729-735.

Lüdke H-W. Ein fruchtbarer, kein furchtbarer Irrtum. Deutsches Ärzteblatt Jg100, Heft 3, 2003.

Lyngberg AC, Rasmussen BK, Jorgensen T, et. al.. Secular changes in health care utilization and work absence for migraine and tension-type headache: a population based study. European journal of epidemiology 2005;20:1007-1014.

Marian F, Joost K, Saini K, et al. Patient satisfaction and side effects in primary care: An observational study comparing homeopathy and conventional medicine. In: BMC Complementary and Alternative Medicine 2008;8:52.

Maric-Oehler W, Hünten K. Kopfschmerz-Der schmerzende Kopf. Akkupunktur im Dialog. 1. Auflage ed. Stuttgart: Hippokrates; 2001.

Mayer S. Die Arndt-Schulzsche Regel. Journal of Molecular Medicine Springer, Berlin / Heidelberg 1925;4.

Messlinger K, Fischer MJM, Lennerz JK. Neuropeptide Effects in the Trigeminal System: Pathophysiology and Clinical Relevance in Migraine. Keio Journal of Medicine 2011:82-89.

Murros K, Kataja M, Hedman C, et al. Modified-release formulation of tizanidine in chronic tension-type headache. Headache 2000;40:633-637.

Muscari-Tomaioli G, Allegri F, Miali E, et al. Observational study of quality of life in patients with headache, receiving homeopathic treatment. The British homoeopathic journal 2001;90:189-197.

Nestoriuc Y, Martin A, Rief W, Andrasik F. Biofeedback treatment for headache disorders: a comprehensive efficacy review. Applied psychophysiology and biofeedback 2008;33:125-140.

Nestoriuc Y, Martin A. Efficacy of biofeedback for migraine: a meta-analysis. Pain 2007;128:111-127.

Pfaffenrath V, Brune K, Diener HC, et al. Die Behandlung des Kopfschmerzes vom Spannungstyp. Therapieempfehlungen der Deutschen Migräne- und Kopfschmerzgesellschaft. Nervenheilkunde 1998;17:91-100.

Pfaffenrath V, Diener HC, Isler H, et al. Efficacy and tolerability of amitriptylinoxide in the treatment of chronic tension-type headache: a multi-centre controlled study. Cephalalgia 1994;14:149-155.

Pothmann R, Luka-Krausgrill U, Seemann H, Naumann E. Kopfschmerzbehandlung bei Kindern. Empfehlungen für Therapeuten, aus dem Arbeitskreis Schmerztherapie

bei Kindern der DGSS; (o.J.) URL:
http://www.kinderschmerz.org/?action=download&id=3 (30.4.2012).

Pothmann R. Kopf- und Gesichtsschmerzen in der Kinderheilkunde. Stuttgart: Hippokrates; 1991.

Pschyrembel Wörterbuch Naturheilkunde und alternative Heilverfahren (Gebundene Ausgabe): de Gruyter; 1999.

Rahmann A, Evers S. Die Wirksamkeit von Antidepressiva in der Prophylaxe von Migräne und chronischem Kopfschmerz vom Spannungstyp. Nervenheilkunde 2002;21:275-277.

Reilly D, Duncan R, Bikker AP, et. al. Development of GHHOS, The IDCCIM Action Research & The PC-HICOM Project. Interim Report 2003.

Richardson WR. Patient benefit survey: Liverpool Regional Department of Homoeopathic Medicine. The British homoeopathic journal 2001;90:158-162.

Rudat K-H. Kopfschmerz und Migräne-Naturheilkundliche Behandlungskonzepte. München-Wien: aescura; 1998:205-218.

Rutten L, Frei H. Scientific research in homeopathy. To prove or to improve? In: International Homeopathic Internet Journal 2006.

SAHOP. Letter to the Editor of the Lancet. Forschende Komplementärmedizin und klassische Naturheilkunde = Research in complementary and natural classical medicine 2005;12:352-353.

Schoenen J, Bottin D, Hardy F, et. al. Cephalic and extracephalic pressure pain thresholds in chronic tension-type headache. Pain 1991;47:145-149.

Sevar R. Audit of outcome in 829 consecutive patients treated with homeopathic medicines. The British homoeopathic journal 2000;89:178-187.

Shang A, Huwiler-Muntener K, Nartey L, et al. Are the clinical effects of homoeopathy placebo effects? Comparative study of placebo-controlled trials of homoeopathy and allopathy. Lancet 2005;366:726-732.

Spence DS, Thompson EA, Barron SJ. Homeopathic treatment for chronic disease: a 6-year, university-hospital outpatient observational study. Journal of alternative and complementary medicine 2005;11:793-798.

Steinsbekk A, Ludtke R. Patients' assessments of the effectiveness of homeopathic care in Norway: a prospective observational multicentre outcome study. Homeopathy 2005;94:10-16.

Straube A, May A, Kropp P, et al. Therapie primärer chronischer Kopfschmerzen: Chronische Migräne, chronischer Kopfschmerz vom Spannungstyp und andere chronische tägliche Kopfschmerzen. Nervenheilkunde 2007;26:1-14.

Straumsheim P, Borchgrevink C, Mowinckel P, Kierulf H, Hafslund O. Homeopathic treatment of migraine: a double blind, placebo controlled trial of 68 patients. The British homoeopathic journal 2000;89:4-7.

Teut M, Dahler J, Lucae C, et. al. Kursbuch Homöopathie. 1. Auflage ed.: Urban&Fischer bei Elsevier; 2008.

Teut M, Hirschberg U, Elies MK, et al. Arzneirechtlicher Status und Organisation homöopathischer Arzneimittelprüfungen in Deutschland. In: Forschende Komplementärmedizin 2011;18:91-96.

Tfelt-Hansen P, Saxena PR, Dahlof C, et al. Ergotamine in the acute treatment of migraine: a review and European consensus. Brain 2000;123(1):9-18.

The International Classification of Headache Disorders, 2nd edition. Cephalalgia 2004;24 suppl 1:1-160.

Thomas K, Coleman P. Use of complementary or alternative medicine in a general population in Great Britain. Results from the National Omnibus survey. Journal of public health (Oxford, England) 2004;26:152-157.

Thurneysen A. Das Resonanzphänomen. Forsch Komplementarmed 1998;5 Suppl S1:15-17.
Torelli P, Jensen R, Olesen J. Physiotherapy for tension-type headache: a controlled study. Cephalalgia 2004;24:29-36.

Treuherz F. Homeopathy in general practice: a descriptive report of work with 500 consecutive patients. The British homoeopathic journal 2000;89:43.

Vaughan S. Halb leer? Halb voll. Die Wurzeln des Optimismus: Dtv; 2001:190.

Walach H, Haeusler W, Lowes T, et al. Classical homeopathic treatment of chronic headaches. Cephalalgia 1997;17:119-126.

Walach H. The efficacy paradox in randomized controlled trials of CAM and elsewhere: beware of the placebo trap. Journal of alternative and complementary medicine 2001;7:213-218.

Wassenhoven M, Ives G. An observational study of patients receiving homeopathic treatment. Homeopathy 2004;93:3-11.

Whitmarsh TE, Coleston-Shields DM, Steiner TJ Double-blind randomized placebo-controlled study of homoeopathic prophylaxis of migraine. Cephalalgia 1997;17:600-604.

Witt C, Keil T, Selim D, et al. Outcome and costs of homoeopathic and conventional treatment strategies: a comparative cohort study in patients with chronic disorders. Complementary therapies in medicine 2005;13:79-86.

Witt C: Grundlagen- und klinische Forschung zur Komplementärmedizin am Beispiel der Homöopathie und der Chinesischen Medizin. Habilitationsschrift der Medizinischen Fakultät der Charité – Universitätsmedizin Berlin 2006. URL: http://www.diss.fu-belin.de/diss/servlets/MCRFileNodeServlet/FUDISS_derivate_000000002264/0_titel.pdf?hosts= (26.4.2012)

Witt CM, Ludtke R, Baur R, Willich SN. Homeopathic medical practice: long-term results of a cohort study with 3981 patients. BMC public health 2005;5:115.

Wolf R, Windeler J. Erfolge der Homöopathie - nichts als Placebo-Effekt? Chancen und Risiken der Außenseitermedizin. In: Regiomontanusbote 1997;10:34-50.

Wolf S. Effects of suggestion and conditioning on the action of chemical agents in human subjects - The pharmacology of placebos. In: The Journal of Clinical Investigation 1950;29(1):100-109.

Zwart JA, Dyb G, Hagen K, et al. Analgesic use: a predictor of chronic pain and medication overuse headache: the Head-HUNT Study. Neurology 2003;61:160-164.

8 Abbildungsverzeichnis

Abbildung 1: Veranschaulichung des Wirksamkeitsparadoxons in der Komplementärmedizin nach Walach (2001) 6

Abbildung 2: Geschlechtsverteilung in den einzelnen Studien (kürzere Säulenhöhen bedingt durch fehlende Angaben) 54

Abbildung 3: Altersverteilung in den einzelnen Studien (Box-Plots: dargestellt werden Median, Quartile und Extrema) 55

Abbildung 4: Altersverteilung der Männer in den einzelnen Studien (Box-Plots: dargestellt werden Median, Quartile und Extrema) 56

Abbildung 5: Altersverteilung von Frauen und Männern in den einzelnen Studien (Box-Plots: dargestellt werden Median, Quartile und Extrema) 57

Abbildung 6: Dauer der Erkrankung je Studientyp (Box-Plots: dargestellt werden Median, Quartile und Extrema) 58

Abbildung 7: Häufigkeit von Begleitbeschwerden je Studie (Box-Plots: dargestellt werden Median, Quartile und Extrema) 60

Abbildung 8: Schwere der Erkrankung je Studientyp (Box-Plots: dargestellt werden Median, Quartile und Extrema) 61

Abbildung 9: Allgemeinbefinden je Studientyp (Box-Plots: dargestellt werden Median, Quartile und Extrema) 62

Abbildung 10: Stärke des Kopfschmerzes je Studientyp (Box-Plots: dargestellt werden Median, Quartile und Extrema) 65

Abbildung 11: Studienspezifischer Hauptzielparameter zu Baseline je Studientyp (Box-Plots: dargestellt werden Median, Quartile und Extrema) 66

Abbildung 12: Veränderung der Schwere der Erkrankung je Studientyp und Geschlecht (Box-Plots: dargestellt werden Median, Quartile und Extrema; negative Werte sprechen für eine Verbesserung) 69

Abbildung 13: Veränderung der Schwere der Erkrankung je Studientyp und Altersgruppe (Box-Plots: dargestellt werden Median, Quartile und Extrema; negative Werte sprechen für eine Verbesserung) 69

Abbildung 14: Veränderung der Schwere der Erkrankung je Studientyp (Box-Plots: dargestellt werden Median, Quartile und Extrema; negative Werte sprechen für eine Verbesserung) 70

Abbildung 15: Veränderung des allgemeinen Befindens je Studientyp und Geschlecht (Box-Plots: dargestellt werden Median, Quartile und Extrema; negative Werte sprechen für eine Verbesserung) 71

Abbildung 16: Veränderung des allgemeinen Befindens je Studientyp und Altersgruppe (Box-Plots: dargestellt werden Median, Quartile und Extrema; negative Werte sprechen für eine Verbesserung) 72

Abbildung 17: Veränderung des allgemeinen Befindens je Studientyp (Box-Plots: dargestellt werden Median, Quartile und Extrema; negative Werte sprechen für eine Verbesserung) 73

Abbildung 18: Veränderung der Kopfschmerzintensität je Studientyp und Geschlecht (Box-Plots: dargestellt werden Median, Quartile und Extrema; negative Werte sprechen für eine Verbesserung) 74

Abbildung 19: Veränderung der Kopfschmerzintensität je Studientyp und Altersgruppe (Box-Plots: dargestellt werden Median, Quartile und Extrema; negative Werte sprechen für eine Verbesserung) 75

Abbildung 20: Veränderung der Kopfschmerzintensität je Studientyp (Box-Plots: dargestellt werden Median, Quartile und Extrema; negative Werte sprechen für eine Verbesserung) 76

Abbildung 21: Veränderung des Hauptzielparameters je Studientyp und Geschlecht (Box-Plots: dargestellt werden Median, Quartile und Extrema; negative Werte sprechen für eine Verbesserung) 77

Abbildung 22: Veränderung des Hauptzielparameters je Studientyp und Altersgruppe (Box-Plots: dargestellt werden Median, Quartile und Extrema; negative Werte sprechen für eine Verbesserung) 78

Abbildung 23: Veränderung des Hauptzielparameters je Studientyp (Box-Plots: dargestellt werden Median, Quartile und Extrema; negative Werte sprechen für eine Verbesserung) 78

9 Tabellenverzeichnis

Tabelle 1: Internationale Kopfschmerzklassifikation (2004) 9

Tabelle 2: Übersicht über Migräne und Spannungskopfschmerzen 12

Tabelle 3: Potenzen und Verdünnungen in der Homöopathie 23

Tabelle 4 : Studienübersicht 33

Tabelle 5: Geschlechteranteile und -verhältnis je Studientyp 53

Tabelle 6: Erkrankungsdauer (in Jahren) in den Einzelstudien 59

Tabelle 7: Schwere der Erkrankung (0-100) in den Einzelstudien 61

Tabelle 8: Allgemeinbefinden (0-100) in den Einzelstudien 63

Tabelle 9: Beeinträchtigung des Lebens durch die Erkrankung (0-100) in den Einzelstudien 63

Tabelle 10: Stärke des Kopfschmerzes (0-100) in den Einzelstudien 64

Tabelle 11: Verteilung des Hauptzielparameters in den Einzelstudien 67

Tabelle 12: Veränderung des Hauptzielparameters in den Einzelstudien 79

Tabelle 13: Strukturdaten zu den Einzelstudien 83

Danksagung

Ich möchte Dipl. Stat. Rainer Lüdtke, der die Ausarbeitung der Fragestellung, das methodische Vorgehen und Interpretation der Ergebnisse maßgeblich supervidiert hat, danken. Danken möchte ich auch Frau Prof. Witt, meiner Doktormutter, die mir wichtige Hinweise gegeben hat und mich dabei unterstützt hat die Arbeit zum Abschluss zu bringen.

Mein Dank gilt auch dem Team von der Karl und Veronica Carstens-Stiftung sowie dem Team vom Institut für Sozialmedizin, Epidemiologie und Gesundheitsökonomie, die mir mit Ihrem Fachwissen, Ihrer konstruktiven Kritik und ihren vielen Ideen immer wieder den nötigen Anstoß gegeben haben. Ganz besonders danken muss ich aber meinen Eltern, die mich in jeglicher Hinsicht unterstützt haben, sodass ich mich verwirklichen konnte. Danke sage ich auch meinen Freunden, die mich nicht nur tatkräftig unterstützt haben, sondern mich stets aufbauten und für die erforderliche Abwechslung sorgten und damit einen wichtigen Beitrag zum Gelingen meiner Doktorarbeit geleistet haben. Widmen möchte ich diese Arbeit meinem 2010 verstorbenen Vater, der immer an mich geglaubt hat und ohne den ich oft nicht den Schwung gehabt hätte, weiterzumachen.

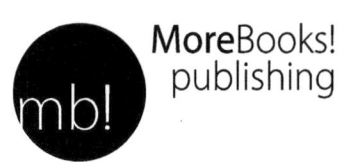

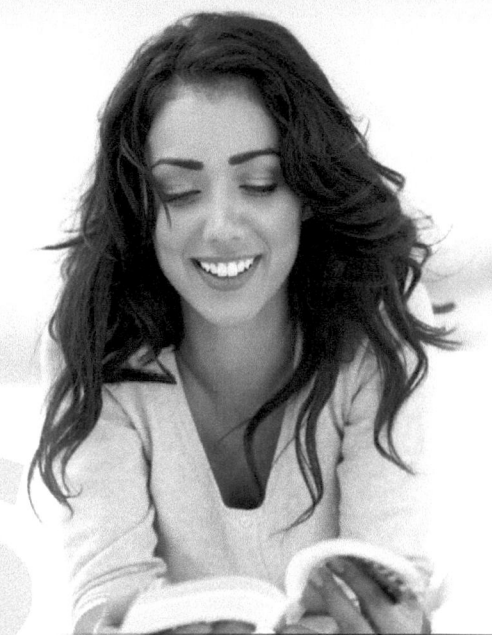

i want morebooks!

Buy your books fast and straightforward online - at one of world's fastest growing online book stores! Environmentally sound due to Print-on-Demand technologies.

Buy your books online at
www.get-morebooks.com

Kaufen Sie Ihre Bücher schnell und unkompliziert online – auf einer der am schnellsten wachsenden Buchhandelsplattformen weltweit! Dank Print-On-Demand umwelt- und ressourcenschonend produziert.

Bücher schneller online kaufen
www.morebooks.de

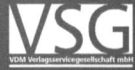

VDM Verlagsservicegesellschaft mbH
Heinrich-Böcking-Str. 6-8   Telefon: +49 681 3720 174   info@vdm-vsg.de
D - 66121 Saarbrücken   Telefax: +49 681 3720 1749 www.vdm-vsg.de

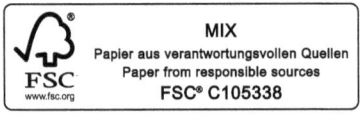

Printed by Books on Demand GmbH, Norderstedt / Germany